AF468234

CONSIDÉRATIONS

SUR

LES BANDAGES HERNIAIRES.

IMPRIMERIE DE MIGNERET,
RUE DU DRAGON, F. S.-G., N.º 20.

CONSIDÉRATIONS

SUR

LES BANDAGES HERNIAIRES

USITÉS JUSQU'A CE JOUR,

ET SUR LES BANDAGES *RÉNIXIGRADES*;

OU

NOUVELLE ESPÈCE DE BRAYER;

PAR G. JALADE-LAFOND,

Docteur en Chirurgie de la Faculté de Médecine de Paris; Ex-Chirurgien aux Gardes Françaises et aux Hôpitaux militaires, Chirurgien-Herniaire de la Cour du Prince DE WALDECK et de l'Institution académique des Nations étrangères, breveté du Gouvernement, etc.

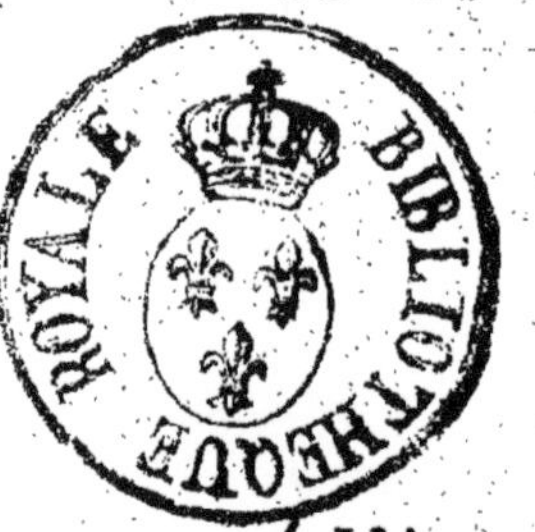

A PARIS,

CHEZ
L'AUTEUR, rue de Richelieu, N.° 46;
Et au Palais-Royal, N.° 68;
MÉQUIGNON-MARVIS, Libraire, rue de l'École de Médecine, N.os 3 et 9;

1818.

INTRODUCTION.

Le mémoire que je donne aujourd'hui au public, fait partie d'un ouvrage, sur les hernies, que je vais incessamment faire paraître, et dans lequel je traite de ces infirmités en général, de la gangrène des intestins, et des anus contre nature qui en sont le plus souvent la suite. Je parle aussi, dans cet ouvrage, de quelques déplacemens de l'utérus, et des moyens que l'art possède pour y remédier. Depuis long-temps adonné au traitement des hernies, et à la fabrication des bandages, j'avais observé que les brayers, dont on se sert communément, sont plus ou moins défectueux, et ne remplissent presque jamais l'indication; j'ai donc naturellement dû chercher à corriger ces défectuosités, et c'est après beaucoup d'essais et de tentatives que je crois être parvenu au but que j'ambitionnais d'atteindre; cependant, quoique l'expérience m'eût confirmé les avantages de la construction de mes bandages, je n'ai voulu les faire connaître au public, et en recommander l'emploi, qu'après que des chirurgiens habiles ont eux-mêmes acquis la certitude de la perfection que j'ai apportée dans cette branche de la chirurgie. Il suffirait de nommer les hommes de l'art, dont j'ai recherché le suffrage, pour ne laisser aucun doute sur ce que j'avance; mais jaloux de servir, à la fois, l'art et l'humanité, j'ai soumis mes bandages à l'examen de la Faculté de Médecine, qui possède dans son sein les meilleurs juges sur toutes les matières du ressort de la Médecine et de la Chirurgie, et leur rapport que j'imprime en tête de cet opuscule, est venu confirmer ce que beaucoup de malades et de chirurgiens avaient déja reconnu. Ce rapport sera, je l'espère, un garant suffisant des avantages que mes bandages ont sur tous les autres.

J'ai joint à ce mémoire, quelques considérations sur la confection de corsets et de ceintures propres à s'opposer à la pernicieuse habitude de l'onanisme. Les parens, les instituteurs et les médecins, n'ont eu que trop souvent la preuve que les exhortations, les menaces, les lectures des ouvrages où les dangers de cette pratique honteuse sont exposés, enfin que tous les secours de la morale et de la religion, étaient insuffisans. Il fallait donc découvrir un moyen mécanique meilleur que ceux que l'on possédait, et je crois l'avoir trouvé dans le corset que je propose. Simple dans son emploi, facile dans son usage, parfait pour l'objet auquel on le destine : tout paraît se réunir pour faire de cette espèce de bandage, un moyen sûr de prévenir, ou d'arrêter les tristes effets de la masturbation, et je puis ici parler affirmativement, parce que j'ai, par une longue expérience de son usage, acquis la certitude de ses avantages incontestables.

COPIE

DU RAPPORT FAIT A LA FACULTÉ SUR LES NOUVEAUX BANDAGES DE M. LAFOND.

M. Lafond, docteur-chirurgien-herniaire, adressa, le 22 mars 1817, à S. Exc. le Ministre de l'intérieur, un modèle de nouveaux bandages dont il est l'inventeur; il y joignit un mémoire orné de gravures, dans lequel il développait les avantages de sa découverte; Son Excellence a chargé la Faculté de lui faire un rapport sur cet objet.

Dans la première partie de son Mémoire, l'Auteur présente un aperçu rapide des divers changemens qu'ont subis les bandages depuis l'époque où leur construction a été surveillée par des Médecins célèbres, et où elle a cessé d'être le patrimoine exclusif d'une corporation complètement étrangère à l'art de guérir. Dans cette notice historique, on voit figurer les *Paré*, les *Fabrice d'Aquapendente* parmi les illustres Anatomistes qui n'ont point jugé ce point important de la chirurgie, indigne de leurs savantes méditations. L'Auteur fait preuve d'instruction et de sagacité dans l'examen des bandages qui ont obtenu le plus de vogue; et dans le jugement motivé qu'il en porte, nonobstant les nombreuses et utiles modifications qu'ils ont subies de nos jours, ils étaient encore bien loin de la perfection, avant que M. *Lafond* se fût chargé de leur correction. Les plus importantes de ces corrections consistent dans les changemens apportés, 1.o dans la longueur du ressort; 2.o dans l'obliquité de l'extrémité de ce ressort qui supporte la pelotte; 3.o dans la force graduée qu'on peut donner au ressort.

Camper avait déja proposé de lui donner la longueur suffisante pour embrasser les deux tiers de la circonférence du bassin; l'addition prescrite par ce célèbre Médecin est jugée insuffisante : le ressort doit faire le tour de cette cavité, de manière que ses extrémités se touchent, s'il est appliqué à nu, et qu'il existe entre elles un léger intervalle lorsqu'il est garni. Dans cet état, le ressort joue avec plus de facilité, et il conserve sa position, sa force et son élasticité dans toutes les circonstances. Il prend en avant un double point d'appui par ses deux extrémités, dont la longueur est presque inégale. Un troisième point d'appui se trouve à la région lombaire : cette partie du bandage doit être accommodée à l'élévation ou à la dépression des lombes.

L'inclinaison de l'extrémité supportant la pelotte est le second changement imprimé au ressort : cette obliquité est plus ou moins forte, suivant la forme ou le volume de la tumeur. D'une légère torsion que reçoit la même extrémité naît un angle peu prononcé, saillant en arrière et rentrant en avant. La pelotte, d'après des raisons développées par l'Auteur, reste alors invariablement assujettie sur l'anneau.

La troisième modification du bandage, est la gradation de la force et de la résistance. Pour obtenir cette gradation, l'auteur applique trois ressorts l'un sur l'autre : le premier forme essentiellement le bandage, et les deux autres (1) lui sont adaptés. Ils n'ont pas la même épaisseur dans toute leur longueur, et, pouvant se mouvoir et glisser les uns sur les autres, le bandage aura plus de force, en comprimera davantage, ou bien offrira moins de résistance, suivant que les parties fortes de ces ressorts surajoutés correspondent aux points faibles du ressort principal, ou suivant que les parties les plus minces des uns et des autres se trouvent en rapport.

Entre les modifications que l'auteur a fait subir aux bandages, dont plusieurs ont été passées sous silence, il en est auxquelles il attache le plus grand prix. Il prétend que le mérite de ces importantes corrections ne peut lui être contesté ; que la priorité de la découverte est sa propriété, qu'elle doit lui être assurée et garantie par un brevet d'invention.

C'est à l'expérience à prononcer sur la supériorité des bandages de M. *Lafond* : nous ne voulons point en dévancer les résultats. Les hommes éclairés reconnaîtront, par l'usage, si l'augmentation du poids du bandage et du volume de sa ceinture est avantageusement compensée par la faculté de graduer à

---

(1) Ces deux autres ressorts pèsent ensemble une once tout au plus.

volonté la force et la résistance du cercle élastique. Ce sont les essais multipliés sur les infirmes qui confirmeront les avantages ou l'inutilité de l'invention de l'auteur. En attendant que les praticiens instruits aient prononcé leur décision, nous pensons que ses efforts doivent être encouragés, qu'il peut être appuyé dans sa demande d'un brevet d'invention, dont l'unique but est de lui assurer la propriété d'une correction qui paraît incontestablement lui appartenir.

Nous devons ajouter, et cette observation ne saurait échapper à aucun médecin, que tous les chirurgiens qui se sont emparés d'une branche isolée de l'art de guérir, et qui s'y livrent exclusivement, changent et modifient sans cesse ni repos les instrumens dont ils se servent, étant dans la pleine et ferme confiance que chacune de ses modifications, recevant le cachet du génie, va être un nouveau bienfait pour l'humanité.

Paris, ce 19 juin 1817.

Signé LALLEMENT, DUPUYTREN.

La Faculté, après avoir entendu la lecture du présent rapport, l'a adopté dans tout son contenu, et a arrêté qu'expédition en serait adressée à Son Exc. le Ministre de l'Intérieur.

Pour copie conforme,

Signé LEROUX.

Vu au bureau d'administrtaion,

DESCOT, Secrétaire.

DES BANDAGES HERNIAIRES.

PENDANT long-temps l'art de construire des bandages propres à contenir les diverses sortes de hernies, a été abandonné à des mains grossières. La chirurgie brillait du plus vif éclat dans toute l'Europe, lorsqu'en France des artisans ignares, portant le nom de *Communauté des boursiers de Paris*, en vertu d'ordonnances royales de Philippe-de-Valois, de Charles VI, de Louis XII et de Charles IX, étaient encore seuls en possession de confectionner les bandages herniaires. Quelques chirurgiens illustres avaient, il est vrai, dirigé leur attention sur cette partie importante ; mais leurs essais et leurs méthodes, abandonnés après leur mort, n'avaient produit aucun changement avantageux permanent. *Ambroise Paré* s'était servi d'un bandage souple avec une pelote triangulaire, soutenu par un scapulaire et fixé inférieurement par un sous-cuisse. *Fabrice de Hilden* prescrivait une pelote de cuir dur, et ne se servait pas de scapulaire. Ses bandages, fabriqués par lui-même, étaient composés d'une lame d'acier qui n'embrassait que la moitié du corps. *Fabrice d'Aquapendente* employait un bandage souple dont la pelote était de carton, de linge, de bois ou de fer. *Platner*, *Heister*, et plusieurs autres, s'étaient également occupés de la construction des bandages; mais dans leurs ouvrages, ils n'entrent dans aucun détail sur la manière dont ils les fabriquaient, ni sur les proportions qu'ils leur donnaient. *Blegny* fut, à proprement parler, le premier en France, qui, vers le milieu du dix-septième siècle, tira cet art de l'obscurité profonde où il avait langui jusque-là, et qui, par une heureuse innovation, lui appliqua avec succès les connaissances qu'il possédait en anatomie et en mécanique. En un mot, il fut le premier chirurgien herniaire. Cet auteur, car il a laissé un traité sur les bandages, obtint les suffrages des praticiens les plus éclairés de son temps : le célèbre *Dionis*, dans son ouvrage sur les Opérations de Chirurgie, et *Arnaud*, dans la préface de son Traité des Hernies, lui donnent de grands éloges, et ils vont même jusqu'à dire qu'il a laissé des modèles de bandages qu'il n'est plus question que de perfectionner. Nous sommes éloignés assurément de souscrire entièrement à cet éloge, et il ne nous sera pas difficile de démontrer tout-à-l'heure combien les bandages de *Blegny* sont défectueux, et combien, depuis cette époque, la confection de ces mêmes bandages a été perfectionnée. Toutefois on lui doit la justice de faire remarquer qu'il ouvrit la carrière, et que ceux qui l'ont dépassé ensuite lui ont eu de grandes obligations. L'ouvrage de *Blegny*, dont nous avons déja parlé, a pour titre : *L'Art de guérir les Hernies;* il fut imprimé à Paris en

1676. La planche qui le termine contient vingt-deux figures de bandages, dont un tiers environ sont des bandages souples sans fer, composés de ceintures de toile, de cuir, de futaine, de peau ou autres matières semblables. Ceux de ces bandages, dans lesquels entrait le fer, étaient appelés bandages durs ou fermes, et étaient composés d'un morceau de fer forgé et recourbé en forme de demi-cercle, dont l'une des extrémités était aplatie et prolongée verticalement de quatre à cinq pouces, en forme d'écusson, et garnie d'un sachet de bourre. Un clou à crochet était planté à la partie moyenne de cet écusson, et à l'autre extrémité se trouvait une lanière de cuir tenu à rivure. Le bandage entier était garni de toile, et recouvert d'une bande de peau. Tout le monde conçoit facilement, à la simple description de ce bandage, les inconvéniens qu'il pouvait avoir. D'abord le fer en était sans action et sans souplesse ; il comprimait violemment les parties dans certaines positions du corps, tandis qu'il s'en séparait dans d'autres attitudes; enfin, n'étant point adapté à la configuration de ces mêmes parties, il ne pouvait les recouvrir ni se prêter à leurs divers mouvemens.

Blegny, il est vrai, ayant bientôt aperçu les défauts de ce bandage, chercha à les corriger et y apporta plusieurs modifications. Il plaça dans la pelote, des charnières, des écrous, des ressorts en acier, en spirale, des arcs-boutans; mais tous ces moyens furent inutiles, et ne servirent qu'à compliquer le bandage sans apporter un soulagement réel au malade. Il chercha ensuite à donner à son cercle un plus grand degré de souplesse, afin qu'il pût s'ouvrir suffisamment pour être appliqué. Il se servait à cet effet d'un acier corroyé et exactement battu à froid. Il avait encore ajouté à la platine un écrou, afin que le bandage pût comprimer plus exactement les aines de bas en haut, selon les tours de vis qu'on jugeait à propos de donner. Malgré tous ces changemens, ce bandage ne laissait pas que d'être très-défectueux, et de blesser les malades.

Depuis la fin du dix-septième siècle jusqu'en 1730, une foule d'autres bandages, d'une construction aussi peu méthodique que les précédens, fut imaginée par des hommes plus jaloux d'innover que de se rendre vraiment utiles.

Arnaud, dans son Traité des Hernies, décrit un bandage à charnières qui ne paraît pas même avoir eu une grande vogue dans son temps, à cause des accidens auxquels on ne tarda pas à reconnaître que son usage exposait. Aussi *Arnaud* lui-même finit par renoncer à son bandage.

Le même auteur parle encore d'une autre machine qui consiste à fixer à une pelote de quatre pouces de long, un ressort à noix avec un arc-boutant pour le maintenir : le tout dans l'intention de comprimer plus fortement l'ouverture herniaire. Ce bandage a l'inconvénient d'avoir une pelote trop longue, qui, portant sur l'os pubis, y exerce presque toute son action, et ne comprime point l'anneau assez exactement.

Telles furent à-peu-près les découvertes sur les bandages, jusque vers l'année 1748, époque où les hommes de l'art les plus distingués de ce temps-là ne dédaignèrent pas de porter leur attention sur cette importante partie, et commencèrent à concevoir et à exécuter des appareils plus parfaits et plus propres à comprimer les hernies, que ceux qu'on avait imaginés jusqu'alors.

C'est le même *Arnaud* dont nous avons déja parlé, qui répandit le plus de lumières sur les affections herniaires, sur ces affections malheureusement si communes et si incommodes. Mais si l'expérience et les talens de ce grand chirurgien ont éclairé le diagnostic et le traitement de ces maladies, on doit d'autant plus regretter que la partie des bandages ne réponde pas au reste de l'ouvrage et à la réputation méritée de l'auteur.

Outre les défauts que nous avons signalés plus haut dans les bandages d'*Ar-*

naud, il en est d'autres qu'il nous reste à faire connaître. Ce chirurgien regarde comme le meilleur bandage, celui qui est d'acier, et qu'il conseille de fabriquer avec l'acier et le fer forgés, et battus ensemble jusqu'à ce qu'ils aient acquis une consistance ferme et élastique. Cependant il est prouvé que l'acier pur, écroué ou battu à froid, acquiert bien, à la vérité, une sorte de trempe, mais qu'il a peu de résistance, et qu'il est encore plus mou si on l'unit avec du fer doux. C'est précisément ce qui avait lieu dans les bandages d'*Arnaud*, qui, trop mous et semblables à des lames de plomb, étaient trop faibles pour maintenir une hernie tant soit peu considérable; et cet auteur, en prévenant le public de se mettre en garde contre les bandages souples, tombe, sans s'en apercevoir, dans le même inconvénient, par la trempe trop molle de ses aciers. De plus, la pelote du bandage d'*Arnaud* a trois ou quatre pouces de longueur, ce qui est beaucoup trop, comme nous l'avons démontré. Il est également indécis sur la longueur que doit avoir la ceinture d'acier : preuve qu'il ne les a construites que par routine, car rien ne peut justifier cette longueur indéterminée du fer à bandage.

On reconnaît aujourd'hui la nécessité d'un bandage dont la qualité doit tenir le milieu entre un bandage mou et un bandage dur. *Arnaud*, au contraire, a construit des bandages dont les fers sont tellement mous, qu'ils peuvent se redresser à volonté lorsqu'ils sont faussés, pour les adapter justes de nouveau au corps des malades.

Fallait-il que l'art de construire des bandages, qui commençait à être exercé par des hommes capables de le perfectionner, retournât en des mains auxquelles il était totalement étranger ! Croira-t-on que le Collège de Chirurgie lui-même, en 1759, accorda le droit de faire et d'appliquer des bandages à un nommé *Blackey*, renommé dans l'horlogerie pour des ressorts à pendules ?

Blackey forgea des ressorts de différentes épaisseurs, afin de leur donner plus ou moins de force; il les coupa sur diverses longueurs, sans avoir égard à leur forme cylindrique et tortillée; il riva un écusson de tôle, de quatre à cinq pouces de hauteur, à une de ses extrémités : il fixa à l'autre, une lanière de cuir percée de trous, pour être fixée à un crochet planté sur l'écusson de tôle, qui, recouvert de bourre, formait la pelote : tel fut le bandage auquel il donna le nom de *bandage à ressorts de pendules, élastique*.

Cette invention eut toute la vogue de la nouveauté. C'était à qui aurait un bandage à ressorts : mais la réputation de l'artiste ne fut pas de longue durée; on ne tarda pas à s'apercevoir que son bandage faisait faire des progrès rapides à la hernie au lieu de la maintenir, et il n'en fallait pas tant pour le faire abandonner avec autant d'empressement qu'on en avait mis à se le procurer.

En effet, d'un côté, la forme circulaire du ressort ne pouvant s'adapter à la forme elliptique du bassin, comprimait certains points plus que d'autres, et occasionnait de la douleur. D'une autre part, le fer était trop long et trop flexible pour produire un point d'appui, et par la même raison former un point de compression qui est l'unique but auquel doit tendre un bandage herniaire. Outre ces inconvéniens, le bandage de *Blackey* était d'une trempe tellement sèche, qu'au moindre effort il cassait comme du verre.

Un arquebusier de Grenoble, nommé *Morin*, fut heureusement le dernier qui s'arrogea le titre de bandagiste-herniaire, sans avoir jamais étudié cet art. En 1771, il construisit un bandage assez ressemblant au bandage dur dont nous avons parlé, et le donna comme une machine de son invention. Cet instrument était extrêmemement cassant, et la pelote, au lieu d'être garnie de bourre comme celle des autres bandages, et d'exercer une douce pression, était faite en bois, ce qui le rendit meurtrier pour plusieurs de ceux qui en firent usage.

Tels sont les divers bandages qui, depuis un siècle, ont été les plus généralement employés en France, et ils se réduisent, comme on a pu le voir, à trois espèces, qui sont : 1.° le bandage dur ou de fer ; 2.° le bandage mou ; 3.° enfin, le bandage élastique. Nous n'entrerons dans aucun détail sur la construction des bandages des autres nations ; ils étaient encore plus défectueux que les nôtres. Ceux des Anglais, qui étaient les moins mauvais de tous, n'avaient pas une forme appropriée aux parties sur lesquelles ils devaient être appliqués, et étaient à peine capables de contenir de simples bubonocèles.

Nous terminerons ce qui concerne l'histoire des bandages, avant qu'ils eussent acquis le dégré de perfection qu'ils ont aujourd'hui, en disant deux mots du mémoire de *Camper*, inséré dans le cinquième volume des Mémoires de l'Académie Royale de Chirurgie.

L'illustre auteur de ce Mémoire sur la construction des bandages herniaires, conseille d'en construire le fer assez long pour que son extrémité postérieure dépasse le sacrum, et aille se terminer au bord antérieur de l'os des îles du côté opposé à la hernie. Il pense qu'un fer construit de cette manière s'applique plus fermement et comprime davantage l'anneau inguinal. Mais il est difficile de concevoir qu'un fer plus long exerce une compression plus forte qu'un qui est plus court. Le fer à bandage, tel qu'on le forge aujourd'hui, comprime, d'un côté, le sacrum ; et, de l'autre, la hernie, et il agit, par conséquent, sur deux points diamétralement opposés, d'où on prétend qu'il résulte une solidité beaucoup plus grande dans l'application du bandage. Toute la portion du fer de *Camper*, qui dépasse le sacrum, et va se terminer au bord antérieur de l'os des îles du côté sain, a paru évidemment superflue à quelques personnes, à raison de la force de pression, cette force se trouvant augmentée, non dans la longueur du fer, mais dans son épaisseur. De plus, le fer à bandage proposé par *Camper*, n'est que le fer mou de *Blegny*, dont nous avons parlé plus haut, et dont nous avons fait voir les inconvéniens.

Il ne nous reste plus maintenant qu'à faire connaître les améliorations que l'on a fait subir aux bandages herniaires, et qui sont dues entre autres à *Juville*, en France, et à *Richter*, en Allemagne.

Nous allons donc décrire ces différens bandages, tels qu'on les construit aujourd'hui, et nous occuper successivement : 1.° des bandages destinés à maintenir les hernies inguinales, et qu'on divise en *bandage simple* ou à une seule pelote, et en *bandage double*, ou à deux pelotes ; 2.° des bandages propres à contenir les hernies crurales, et qu'on divise également en *simples* et en *doubles*; 3.° enfin, du bandage employé dans les hernies ombilicales. A la fin de chacun de ces articles, nous exposerons les modifications que nous avons apportées dans la construction de ces bandages, et que nous croyons être de véritables améliorations.

Bandage inguinal.

Le perfectionnement des bandages herniaires est, sans contredit, un des plus grands services que la chirurgie moderne ait rendus à l'humanité; il n'est point de chirurgien aujourd'hui qui ne reconnaisse l'efficacité du bandage dans la cure des hernies. Pour être persuadé de cette vérité, il suffit de considérer les heureux résultats que les malades ont retiré de ce perfectionnement; et quand même leur construction n'aurait subi aucune amélioration, leur emploi serait toujours préférable à la méthode cruelle que les anciens mettaient en usage dans le traitement des hernies, et qui consistait à extirper le testicule dans le vain espoir de prévenir toute récidive. Aussi *Fabrice d'Aquapendente* s'éleva-t-il avec force contre une opération aussi horrible et aussi dangereuse, lorsqu'il eût reconnu les bons effets du brayer : il cite à ce sujet un nommé *Horace Norsia*, habile chirurgien de ce temps-là, qui, avant qu'on employât le brayer, opérait chaque année plus de deux cents individus atteints de hernies, et qui, depuis son usage, en opérait à peine vingt.

Les bandages dont on se sert aujourd'hui peuvent être divisés en deux grandes classes, les *bandages non-élastiques*, et les *élastiques*. On se sert peu des bandages non-élastiques : il n'y a guère que les enfans et les personnes qui mènent une vie peu active, à qui ils puissent convenir. Néanmoins ils ne sont jamais sûrs, même chez ces sujets ; on ne peut pas rigoureusement compter sur l'exactitude de leur pression, dans le cas d'un déplacement un peu considérable des parties contenues dans l'abdomen : à plus forte raison doit-on se garder de les prescrire à ceux qui sont obligés de faire beaucoup d'exercice. Il y a, à la vérité, quelques personnes qui se servent de ce bandage, mais il n'en a pas moins de grands inconvéniens. *Richter* dit avoir vu souvent, chez des individus qui portaient ce bandage depuis un temps plus ou moins long, la hernie reparaître à l'instant où l'on s'y attendait le moins, avec un danger imminent : aussi le rejette-t-il, ainsi que le spica de l'aine, qui a les mêmes défauts que le bandage non-élastique, et qui a de plus, contre lui, la difficulté de son application.

Il résulte de ce que nous venons de dire, qu'on ne peut se fier à l'emploi du bandage non-élastique; car le bas-ventre n'ayant pas toujours le même volume, et se gonflant et s'affaissant pendant les mouvemens d'inspiration et d'expiration, il s'ensuit nécessairement que ce bandage ne serre jamais au même degré, et qu'il comprime tantôt suffisamment, et tantôt pas assez. Or, les viscères se glissant aisément au-dehors dès que l'ouverture herniaire n'est pas exactement comprimée, il est aisé de voir que celui qui porte un tel bandage n'est jamais en sûreté. Le malade ne tarde pas à s'apercevoir du vice de son brayer : il peut le corriger en le serrant plus fortement, et par ce moyen, il évite, à la vérité, le danger de la sortie des parties qui forment la hernie, mais d'autres accidens sont dus à l'extrême constriction du bandage. Le cordon des vaisseaux spermatiques souffre de la trop forte pression qu'exerce sur lui la pelote ; la peau sur laquelle appuie le corps du bandage devient rouge, douloureuse, s'enflamme, et le malade est obligé de le quitter jusqu'à la disparition de ces accidens. *Richter* dit avoir vu quelquefois l'usage du bandage non-élastique, produire une tuméfaction douloureuse du testicule, et même donner lieu à l'hydrocèle qui s'est dissipé de lui-même par l'application d'un meilleur bandage.

Le bandage élastique, toujours égal dans sa pression, suit tous les mouvemens du bas-ventre, soit qu'il se gonfle, soit qu'il s'affaisse. Jadis un fer élastique qui environnait la moitié du corps, et dont l'extrémité antérieure posait sur l'anneau, tandis que la postérieure appuyait sur le sacrum, formait la principale partie de ce bandage. Lorsqu'il est appliqué autour du bassin, il représente un levier du troisième genre dont la puissance est au milieu, la résistance à l'extrémité qui appuie sur l'anneau inguinal, et le point d'appui à l'extrémité qui porte sur les dernières vertèbres des lombes et sur la base du sacrum. Le professeur *Scarpa* compare judicieusement l'action de ce bandage à celle d'une pince largement ouverte, qui a beaucoup de tendance à abandonner la partie qu'elle embrasse, lorsque celle-ci exécute le plus léger mouvement. Mais pour que la pression que l'extrémité antérieure exerce sur l'anneau inguinal, fût constante et égale, il fallait donner un point d'appui solide et invariable à l'extrémité postérieure du ressort. Pour parvenir à ce but, on a ajouté à cette extrémité une courroie qui vient se réunir antérieurement à la pelote.

Le bandage est appliqué d'autant plus solidement, qu'il porte sur des parties immobiles qui sont l'os des îles et l'os sacrum. Il n'en serait pas de même s'il portait sur les parties molles du bas-ventre, qui, toujours en mouvement, soit par les diverses attitudes du corps, soit par l'acte même de la respiration, n'ont jamais le même volume. C'est pourquoi le bandage inguinal élastique doit toujours être appliqué de manière qu'il environne l'os des hanches, mais il faut prendre garde de l'appliquer trop bas. En effet, s'il se trouvait trop près du grand trochanter, il participerait inévitablement aux mouvemens de la cuisse, et ne se trouverait point fixé d'une manière immobile.

Pour que la pelote puisse comprimer l'anneau, le fer se trouve recourbé en bas à une distance convenable de la hernie, de manière qu'il n'y ait que la pelote qui descende pour recouvrir l'ouverture herniaire. Si le fer à bandage, au lieu d'être recourbé en bas, suivait une direction droite et horizontale, on conçoit sans peine que lorsqu'on voudrait l'appliquer à une distance convenable du grand trochanter, la pelote se trouverait au-dessus de l'anneau, et ne pourrait agir sur les parties déplacées.

Il arrive quelquefois que la pelote du bandage se dérange malgré sa construction méthodique, et quoiqu'il appuie également bien par-tout. Chez les personnes qui ont beaucoup d'embonpoint, l'abdomen, par son volume, presse sur la pelote et la fait descendre trop bas ; chez d'autres individus, principalement chez ceux qui sont maigres, elle a une grande tendance à remonter. C'est dans la vue de s'opposer à ce dernier déplacement, qui est le plus commun et en même temps le plus dangereux, en ce que la pelote, en remontant, laisse à découvert l'angle inférieur de l'anneau par lequel les viscères s'échappent très-facilement, c'est, disons-nous, dans l'intention d'empêcher ce déplacement, qu'on adapte un sous-cuisse au bandage. Mais quelquefois il arrive que le sous-cuisse blesse le malade, ou que ce dernier a de la peine à s'y habituer : alors pour empêcher l'ascension de la pelote, on place le crochet qui est sur le devant de la pelote et auquel on fixe la courroie du bandage, à la partie supérieure de la pelote, ou à l'angle du col du bandage qui se trouve encore supérieur à la pelote. Dans le cas contraire, c'est-à-dire, lorsque la pelote descend trop, on y remédie en fixant le crochet plus bas que dans l'état ordinaire.

Pour qu'un bandage soit appliqué avec méthode, il faut auparavant reduire la hernie, et s'assurer que tous les viscères sortis sont rentrés; si une portion de la hernie se trouvait comprimée au-dehors par le bandage, la vie du malade pourrait se trouver compromise, et divers accidens, tels que l'adhérence des parties, le rétrécissement de l'intestin, ou enfin un étranglement spontané, pourraient en être la suite.

Il arrive quelquefois que dans de violens exercices, des sauts, une secousse un peu plus forte, quelques-unes des parties s'échappent sous la pelote. Il est donc important que ceux qui sont atteints de hernie, et qui portent des bandages, s'abstiennent de tout exercice violent. On voit souvent, à la vérité, des individus porteurs de bons bandages monter à cheval, courir, chasser, faire des armes, sans qu'il en résulte aucun accident; mais cette conduite est loin d'être prudente, et ces personnes doivent éviter toutes les circonstances capables d'occasionner une nouvelle issue des parties qui formaient hernie.

Une des choses les plus à redouter, ce sont les efforts que font les personnes habituellement constipées, pour aller à la selle. On doit chercher à se tenir le ventre libre par des lavemens ou tout autre moyen, examiner auparavant si le bandage est bien placé, le serrer un peu plus, ou même soutenir la partie malade avec la main. Ces precautions sont également indispensables dans le vomissement; aussi les médecins s'abstiennent-ils, autant que possible, de prescrire des vomitifs aux malades porteurs de hernies.

Nous avons cru nécessaire de faire précéder la description du bandage inguinal de quelques réflexions sur sa manière d'agir, et sur les précautions que doivent prendre en général tous ceux qui sont affectés de hernie; nous allons maintenant décrire la manière d'appliquer méthodiquement un bandage; après quoi nous entrerons dans les détails de chacune des pièces qui le composent.

Pour bien appliquer un bandage herniaire, il faut faire coucher le malade sur le dos : les jambes et les cuisses doivent être fléchies sur le bassin, la tête et le thorax élevés, et un peu inclinés en avant. Le chirurgien doit passer la ceinture autour du bassin, de manière que la pelote ou les deux écussons, si l'on a à réduire une double hernie, répondent à la crête de l'os des îles. Ensuite on procède à la réduction de la hernie, en refoulant doucement les parties déplacées suivant la direction de l'anneau, si c'est une hernie inguinale, c'est-à-dire, de bas en haut et un peu de dedans en dehors, en ayant l'attention de commencer par faire rentrer les parties qui se sont déplacées les dernières. Le taxis étant fait, le chirurgien remplace la main qui maintient la hernie réduite, par la pelote du bandage. Il en fait autant du côté opposé, s'il y a deux hernies, après quoi il fixe au crochet de la pelote la courroie attachée à l'extrémité du fer à bandage; enfin, il finit par relever les sous-cuisses engagés dans la ceinture, et les fait passer à plat dans le pli de l'aine pour les fixer à la pelote.

Une des choses les plus importantes pour un bandage herniaire, c'est de donner à son fer un degré convenable d'élasticité. L'acier pur ne peut convenir pour cet usage, parce qu'il est trop cassant; le fer ne peut pas non plus être employé seul, attendu son trop grand degré de mollesse et son peu d'élasticité. Beaucoup de personnes ont coutume de construire les ressorts à bandages avec parties égales de fer et d'acier battues à froid.

La force du fer à bandage dépend de son épaisseur, de la matière qui le compose, et de la trempe qu'on lui donne. Pour obtenir une bonne trempe et une préparation convenable de ce fer, il faut avoir l'attention de bien battre également la lame d'acier destinée à cet effet, et de la bien écrouir ou corroyer. Cette manipulation est d'une si grande importance, que lorsque le ressort a reçu quelques coups de marteau de plus dans un point que dans un autre, il casse presque toujours dans cet endroit. Plus souvent encore, l'acier périt et le ressort casse, lorsque cet acier a reçu dans la fabrique un trop violent coup de feu. Après avoir écroui la lame d'acier, on la lime pour la fléchir, on la frotte avec une pierre de grès, afin de la rendre plus unie, d'en resserrer davantage les pores et d'en augmenter la force. On lui donne alors la forme convenable; puis on la met dans un brâsier ardent jusqu'à ce qu'elle ait acquis une couleur rouge-cerise. Exposée ensuite à un courant d'air pour la faire refroidir, elle est enduite d'huile pour pouvoir répéter de nouveau la même opération. On est assuré que le fer a acquis le degré de chaleur convenable dans cette seconde opération, lorsque l'huile cesse de brûler. C'est ce nouveau travail qu'on nomme *revenu* ou *recuit*, et c'est lui qui donne au fer à bandage toute son élasticité. Au lieu de laisser refroidir le fer à un courant d'air, on le plonge quelquefois dans une eau claire et très-froide, et on l'y agite jusqu'à ce qu'il soit refroidi.

Pour la confection de mes ressorts à bandages, je me sers d'acier d'Allemagne, de préférence à celui d'Angleterre et à celui de Hongrie, etc., qui se cassent net.

Les ressorts battus à froid, dimensionnés et figurés, je les mets pour les tremper dans un brâsier ardent ou dans un fourneau, dit à tremper, jusqu'à ce qu'ils aient acquis le degré de chaleur couleur de cerise; dans les aciers des fabriques d'Allemagne il s'en trouve qui ont des nuances pour lesquels il faut observer dans la trempe plus ou moins de chaleur et qu'il faut faire revenir du plus ou du moins, mais l'on ne doit se servir de cette qualité d'acier que lorsqu'on ne peut pas s'en procurer d'autre. Je les prends délicatement pour les mettre dans de l'huile de navette de préférence à toute autre. Une fois sortis, je les dégraisse avec la cendre ordinaire, je les éclaircis avec du grès, les passe au feu sur un fourneau très-ardent, recouvert d'une plaque de tôle forte, à laquelle se trouve une ouverture servant à introduire les ressorts. Ensuite, pour les faire revenir et pour leur donner l'élasticité convenable, il faut, par la chaleur, qu'ils deviennent d'abord gorge de pigeon, ensuite violets et bleus, pour redevenir gorge de pigeon. J'ai bien soin alors de ne pas les laisser cuire ou revenir davantage, afin d'éviter qu'ils prennent la couleur ardoise et qu'ils ne se ramollisent. Ce travail fait, je les bigorne pour les terminer.

Si, comme nous l'avons déja démontré, le bassin était de forme cylindrique, il n'y aurait nul choix à faire dans les bandages, et tous les corps circulaires s'y adapteraient indifféremment; mais la structure des parties est telle, qu'il faut contourner le fer à bandage, de sorte qu'il puisse répondre à toutes les cavités et élévations que présente le bassin à l'extérieur. Le sacrum se trouve plus élevé que l'anneau inguinal, et les hanches offrent un angle obtus assez saillant, tandis que les aines sont rentrantes : il suit delà que le fer à bandage doit avoir une forme ovale, ou ressembler à un cercle coudé dont la partie postérieure est légèrement concave à sa face interne, et convexe à l'externe, tandis que sa partie antérieure, presqu'en ligne droite, doit avoir une étendue de trois à quatre pouces, qui est la distance comprise entre l'épine antérieure de l'os des îles et l'anneau inguinal : cette partie doit être plus basse que la postérieure, d'environ deux pouces, pour pouvoir recouvrir l'anneau.

Les bandages tirés des forges et livrés dans le commerce, ou vendus par des soi-disant chirurgiens herniaires, sont tous viciés, fabriqués contre les principes, et leur usage compromet plus ou moins la vie des malades.

La longueur du fer à bandage ordinaire doit être relative à la circonférence du bassin, et l'on a établi en principe que cette longueur du fer, d'une extrémité à l'autre, devait être d'environ un quinzième en sus de la moitié de la circonférence du bassin, de sorte qu'en supposant la circonférence du bassin de trente-quatre pouces. le fer à bandage devrait avoir environ dix-huit pouces et demi.

L'extrémité antérieure du fer à laquelle est fixée la pelote qui doit exercer la compression, ne mérite pas moins d'attention que le fer lui-même. Cette pelote est formée par un écusson de tôle, de deux pouces et demi de longueur sur deux de largeur : il est de forme triangulaire, a ses trois angles arrondis, et est fixé au fer par le moyen de deux goupilles rivées; il est garni d'un morceau de liège, et rembourré de crin pour pouvoir remplir l'aine; c'est alors qu'on l'appelle la pelote du bandage.

Cette pelote ne doit pas être trop longue, de peur qu'elle ne blesse les parties qui avoisinent l'aine; sa face postérieure est légèrement convexe ; sa longueur, ou grand diamètre, est transversale, et, selon la direction du fer, c'est-à-dire, de dehors en dedans, et non de haut en bas; il faut éviter que la pelote ait une forme hémisphérique, qui, à la vérité, comprime mieux l'anneau, mais a l'inconvénient d'offrir une trop petite surface, et peut, dans un mouvement violent, laisser échapper une portion d'intestin ou d'épiploon entre elle et l'ouverture herniaire. La pression de la pelote sur l'anneau doit être dirigée obliquement en haut; son bord inférieur doit, pour cette raison, être dirigé en dedans. Si la direction de la pelote était perpendiculaire, on conçoit qu'elle comprimerait la hernie davantage en haut qu'en bas, et qu'elle pourrait s'échapper par l'angle interne de l'anneau.

Il suit de tout ce que nous venons de dire, que pour procéder à la confection du bandage herniaire, il faut prendre des lames d'acier d'environ une ligne à une ligne un quart d'épaisseur, sur dix de largeur : quant à la longueur, elle est différente selon le besoin, et elle varie depuis huit, neuf, dix, douze ou quinze pouces, pour les enfans; et depuis quinze jusqu'à vingt pouces pour les adultes. Ces lames ainsi coupées, on les écrouit par le procédé indiqué plus haut, après quoi on leur donne la forme du fer à bandage. Le fer une fois forgé et percé de deux trous à chacune de ses extrémités, est trempé suivant la méthode dont nous avons parlé : ensuite on assujettit à l'extrémité antérieure une plaque ou écusson de tôle, fixé à goupilles rivées; cet écusson, qui forme la charpente de la pelote, doit être légèrement concave à sa face interne, et percé de plusieurs trous pour pouvoir fixer le liège qui doit former la pelote. Un clou à crochet est fixé au milieu de la face antérieure de l'écusson, pour attacher la courroie destinée à maintenir le bandage, et qui est cousue à l'extrémité postérieure du fer.

Le fer à bandage ainsi préparé, on le

recouvre de chamois, et du côté de la concavité on le matelasse avec de la flanelle ou de la laine, afin qu'il appuie mollement et ne contonde point les parties. On façonne un morceau de liège relatif à la forme des parties que la pelote doit recouvrir : la face inférieure de ce liège est plus au moins concave; on le couvre de toile pour être solidement cousu sur l'écusson; on rembourre ensuite la pelote avec de la laine et du crin, et on la recouvre de chamois comme le reste du fer. A l'extrémité postérieure de ce fer on coud solidement une bande de cuir large de deux travers de doigts, pour achever le contour du bassin; elle est percée de plusieurs trous à son extrémité libre, pour fixer le bandage au crochet que porte l'écusson de la pelote.

Le sous-cuisse, ainsi nommé parce qu'il passe sous cette partie pour venir fixer le bandage et l'empêcher de remonter, est ordinairement fait en futaine. On l'attache à la partie postérieure et latérale du bandage, par une anse pratiquée à l'une de ses extrémités : on passe son autre extrémité sous la cuisse, pour être fixé antérieurement au clou à crochet de la pelote.

Juville, dans son *Traité des Bandages*, donne la description d'un sous-cuisse à ressort qui peut se prêter aux différens mouvemens du corps; mais comme il est trop compliqué, et qu'on n'en fait guère usage aujourd'hui, nous n'avons pas jugé à propos d'en donner la description.

Nous observerons qu'il arrive souvent en été, que la sueur pénètre facilement la garniture du bandage herniaire et le gâte; pour éviter cet inconvénient, on le recouvre de peau de lièvre, le poil en dehors. Cette peau, en raison de la difficulté que la sueur a de la pénétrer, se conserve beaucoup plus long-temps.

Bandage inguinal double.

Lorsqu'on se propose de maintenir une hernie inguinale de chaque côté, il faut appliquer au malade deux bandages qu'on réunit en devant et en arrière au moyen d'une courroie et d'une boucle, ou bien on se sert d'un bandage à deux pelotes. Les deux bandages ne sont plus guère employés ; quelques personnes leur ont fait des reproches sans fondement, les ont injustement abandonnés, et leur préfèrent le bandage simple à deux pelotes. Elles ont pensé que, dans ce dernier cas, le fer à bandage devant agir sur deux hernies à-la-fois, il devait avoir plus de force que celui d'un bandage simple. Mais notre expérience nous autorise à penser que le bandage à deux ressorts est préférable à tous égards. Comme la pelote qui est la plus près de l'extrémité antérieure du fer à bandage, exerce une compression plus forte que l'autre, il faut avoir la précaution de faire construire le bandage de manière que le demi-cercle soit placé du côté de la hernie qui est la plus difficile à maintenir.

Si l'une des hernies est un *entérocèle*, et l'autre un *épiplocèle*, il faut appliquer le demi-cercle sur le côté auquel répond la hernie épiploïque, parce que l'épiploon sort toujours plus facilement que l'intestin. La distance qui doit exister entre les deux pelotes, est déterminée par l'intervalle que les anneaux laissent entre eux; car il est bien important, que chaque pelote recouvre exactement l'anneau qui lui correspond. Il est à remarquer que les deux branches supérieures des os pubis ne sont point en ligne droite, mais forment un angle à l'endroit de leur articulation, d'où il suit nécessairement que le col qui fixe les deux pelotes doit offrir un coude proportionné à cet angle du pubis. Sans cette précaution, on conçoit sans peine que la pelote opposée au côté sur lequel passe le demi-cercle élastique du bandage, ne comprimerait pas d'une manière assez exacte l'anneau inguinal qui lui correspond.

Il résulte de ce que nous venons de dire, que la charpente du bandage inguinal double est absolument la même que celle que nous avons décrite pour le bandage simple. Il n'y a de différence qu'une augmentation ou prolongement de trois à quatre pouces, à la partie antérieure, qui est formé par un second écusson et par la branche coudée qui l'unit au premier.

Juville donne la description d'un bandage inguinal double à *crémaillères*, en devant et en arrière. Le fer de ce bandage, de forme elliptique, est composé de deux parties égales, ou de deux fers à bandages simples, dont un droit et l'autre gauche, réunis par le moyen de deux crémaillères, dont l'une est antérieure et l'autre postérieure. L'antérieure offre, du côté droit, trois clous à têtes rondes et à tiges carrées ovales. Ces clous sont plantés à cinq lignes de distance les uns des autres. Le côté gauche a trois trous ronds ayant chacun deux lignes de diamètre, et une raînure à jour de la longueur de trois lignes, et d'une de largeur. Ces trous sont destinés à recevoi rla tête des clous qui s'y enclavent en glissant dans les raînures. La crémaillère postérieure est semblable à l'antérieure, à l'exception qu'elle offre six trous au lieu de trois. Les deux pièces réunies de ce bandage offrent une très-grande solidité, mais il est aujourd'hui moins en usage que le bandage à deux pelotes fixées sur un même fer, dont nous avons parlé. C'est sans doute à tort que quelques praticiens donnent la préférence à ce dernier bandage; celui à deux pièces distinctes me semble avoir de l'avantage sur l'autre.

On a coutume d'adapter deux sous-cuisses, un de chaque côté, au bandage inguinal double, pour l'empêcher de remonter lorsqu'il est appliqué.

Plusieurs défectuosités des bandages que nous venons de décrire, nous ont fait faire des recherches pour y remédier et les perfectionner; nous croyons avoir corrigé plusieurs des défauts appartenans à ces bandages, et les avoir rendus d'un usage plus sûr, plus facile et d'une force plus grande, sans nuire à leur élasticité.

Les changemens que j'ai apportés dans la construction des bandages, consistent, 1.° dans la longueur du ressort; 2.° dans l'obliquité de l'extrémité qui supporte la pelotte ; 3.° dans la force graduée qu'on peut donner au ressort.

Jusqu'ici on a toujours tenu trop court le ressort des bandages. Jadis il n'embrassait que la moitié de la circonférence du corps ; plus tard on lui donna plus de longueur, et il parcourait les $\frac{3}{4}$ de cette circonférence ; enfin, l'illustre *Camper* dit qu'il faut que le cercle du bandage ait plus des $\frac{3}{4}$ de la totalité de la circonférence du bassin, et qu'il sera parfait à $\frac{10}{12}$, afin que le bout E retienne G O avec une force semblable à E O. (*Voyez* fig. 2, pl. VI.)

Nous trouvons que *Camper* ne lui a point encore donné assez de longueur, et nous pensons que pour que le bandage soit convenablement construit, il faut qu'il embrasse tout le corps de manière à ce que ses extrémités se touchent lorsque ce ressort est nu, et qu'il reste entr'elles un léger intervalle dépendant de la garniture. J'estime cette longueur du cercle du bandage, aux $\frac{11}{12}$ et demi ; ou, en admettant que le corps ait trente-deux pouces de circonférence, le bandage aura trente-un pouces d'étendue, c'est-à-dire, de E en A. (*Voy.* pl. II, fig. 1, 2 et 3.) Par cette disposition, le ressort joue avec plus de facilité, et il conserve sa position, sa force et son élasticité dans toutes les circonstances. Il prend en avant un double point d'appui par ses deux extrémités dont la longueur est presque égale (A et E, pl. II.) Un troisième point d'appui se trouve en arrière sur la partie moyenne de la région lombaire, et dans cette partie du bandage, je modifie la forme du ressort suivant que la surface à laquelle il doit correspondre est saillante ou déprimée. De la sorte, il peut être considéré comme formé de deux arcs de cercle, E C et A C, réunis en C, et augmentant leur solidité l'un par l'autre.

Le second changement que j'ai fait subir au ressort, est l'inclinaison de l'extrémité qui doit supporter la pelote. Cette obliquité s'étend de E en F, et elle est plus ou moins forte suivant la forme ou le volume de la tumeur, ou suivant que la hernie est inguinale ou crurale. Dans le point E, il existe en outre un angle légèrement prononcé, saillant en arrière et rentrant en avant. (*Voy.* fig. 2, pl. I.re)

L'expérience m'a prouvé que par cette obliquité donnée à l'extrémité du ressort qui porte la pelote, celle-ci reste invariable sur l'anneau, sur-tout lorsqu'elle est doublement assujettie par les sous-cuisses. La raison en est toute simple : la pelote frappant presqu'à plat et de face sur l'anneau, le bord supérieur du pubis lui servant d'appui principal, et l'action s'opérant non de dedans en dehors de la surface extérieure du bassin, ni de haut en bas de l'anneau inguinal, mais bien de devant en arrière et un peu obliquement en dehors; de cette manière tout le canal inguinal éprouve une compression dont le pubis modère la force, qui ne permet plus à la hernie de sortir, et qui garantit en même temps le cordon testiculaire de toute lésion ou froissement. Cette pelote est d'autant moins susceptible de se déranger, que le corps du ressort étant plus élevé qu'elle, les mouvemens de la cuisse sur le bassin ne peuvent y produire aucun effet. C'est une vérité incontestable, et que M. le professeur *Dupuytren* a reconnue et démontrée à ses nombreux élèves, dans ses savantes leçons à la Faculté de Médecine, lorsque nous avons soumis nos bandages à l'examen et à la critique de cet habile praticien.

Je puis affirmer qu'un grand nombre de personnes dont les hernies offraient beaucoup de difficulté à être contenues, sont aujourd'hui dans une parfaite sécurité, comptant sur la juste et parfaite application du bandage; la plupart d'entre elles ont même supprimé les sous-cuisses, et beaucoup d'autres ont plus tard abandonné leur bandage, l'anneau se trouvant entièrement oblitéré. Douze années d'expérience m'ont fourni sur l'efficacité de ces bandages, un grand nombre d'observations qui me permettent de les regarder comme parvenus au degré de perfection desirable pour remplir l'indication qu'on se propose.

Quant à la pelote elle n'a éprouvé de ma part aucun changement digne d'être ici remarqué. (*Voy.* la description des planches.)

Bandage Rénixigrade.

La troisième modification du bandage, est la gradation de sa force ou résistance. Depuis long-temps je cherchais à pouvoir donner au ressort une force appropriée aux circonstances, et qu'on pût augmenter ou diminuer à volonté, suivant l'état de la tumeur. En vain j'avais tenté de placer dans la pelote, des moyens de pression ou d'autres mécaniques, et j'étais toujours resté plus ou moins loin du but que je desirais atteindre. Alors je pensai que je réussirais mieux en cherchant à donner au corps du cercle élastique des degrés de force qu'on pourrait régler suivant le besoin. Pour cela, j'ai appliqué trois ressorts l'un sur l'autre ; le premier forme essentiellement le bandage, et les deux autres réunis qui pèsent tout au plus une once, lui sont adaptés. Ils n'ont pas la même épaisseur, et, par conséquent, la même élasticité dans toute leur étendue, et pouvant se mouvoir ou glisser les uns sur les autres, le bandage aura plus de force ou comprimera davantage, ou bien offrira moins de résistance, suivant que les parties fortes de ces ressorts sur-ajoutés, correspondront aux parties faibles du ressort principal, ou suivant que les parties les plus minces des uns et des autres se trouveront en rapport. La mécanique de ce bandage, et toutes les parties accessoires, sont représentées sur la planche IV, et décrites dans l'explication des figures.

Ces bandages à force graduée, et que pour cette raison nous avons nommés *rénixigrade*, de *renixus*, résistance ; ou de *riniti*, résister, faire effort contre ; et de *gradus*, ou *gradatio*, degré, gradation, etc., ont des avantages incontestables, et ce serait vouloir lutter contre l'évidence, que de chercher à les nier, soit qu'on les fasse à angle droit, suivant la manière ordinaire ou usitée jusqu'à ce jour, soit qu'on les construise d'après mes modèles, la force sera toujours graduée suivant la volonté du chirurgien ou de la personne affectée de hernie, d'après les caractères accidentels que les hernies sont susceptibles de prendre, et l'on ne sera pas obligé d'augmenter le volume, le poids ou la figure du bandage, pas même de le déplacer, avantages qu'on est bien loin de rencontrer dans les bandages fabriqués aujourd'hui à Paris, par un Anglais porteur d'un prétendu brevet d'invention. Pour donner plus de force à son ressort, il en ajoute d'autres en nombre indéterminé, d'après la force qu'il pense être utile, ce qui suppose l'obligation au porteur de ce bandage, d'avoir dans ses poches jusqu'à quatre ressorts détachés, ce qui devient aussi ridicule que les bandages à pivot sont insuffisans, et offrent peu de garantie aux personnes affectées de hernies.

Il a encore porté aux bandages une

autre modification, mais dans laquelle il n'a pas été plus heureux que pour la première : ces bandages, ainsi construits, consistent dans une pelote mobile, roulant sur pivot, fixée à l'une des extrémités du ressort, portant, il est vrai, sa principale action sur son centre, mais pouvant, par sa circonférence, laisser sortir les viscères. Une large timbale ronde est placée à la partie postérieure du ressort qui lui-même forme un arc saillant sur toute l'étendue de l'aine opposée à la hernie ; aucun lien, aucun sous-cuisse, ne fixe et ne retient en place les deux plaques dont nous parlons. Cette description succincte doit suffire pour donner une idée du bandage, et pour faire connaître les inconvéniens d'une machine si gauchement construite : en effet, il n'est pas difficile de prévoir qu'au moindre mouvement, sur-tout chez les personnes maigres, la timbale postérieure doit glisser en bas, et déplacer la pelote. Les mouvemens de flexion de la cuisse sur le bassin, les mouvemens de l'abdomen dépendans de la respiration, changent les rapports de cette pelote avec la tumeur herniaire, d'où peut résulter l'issue des viscères abdominaux; et ces parties faisant saillie à l'extérieur, et se trouvant fortement, mais inégalement comprimées, sont froissées, contuses, d'où résulte l'inflammation et tous les accidens de l'étranglement.

Comment pouvoir placer sur un homme, et à plus forte raison sur une femme, un bandage qui dépasserait la surface du corps, ou qui ferait un relief d'environ deux pouces; c'est les mettre dans l'impossibilité absolue d'en faire usage. Ce que j'avance des bandages pour la hernie inguinale, peut se dire, à plus forte raison, de ceux pour la hernie crurale qui, dans beaucoup de circonstances, présente de grandes difficultés pour être réduite et pour être maintenue. Ces réflexions démontrent non-seulement l'inutilité et l'imperfection de cette machine, mais encore ses dangers. Les gouvernemens sages et paternels, desireux de procurer à leurs sujets la santé et tous les précieux avantages qu'on peut trouver dans la culture des sciences et des arts, ne devraient délivrer des brevets d'invention qu'après que la découverte serait reconnue appartenir à la personne qui s'en dit l'auteur, lorsque ses avantages seraient réels et constatés par une commission de gens aussi intègres qu'éclairés.

Que peut-on attendre de gens sans étude et entièrement étrangers à l'art ; qui font des bandages comme M. *Jourdain* faisait de la prose ? Quelle garantie nous offrent de simples ouvriers, livrés à un travail mécanique dans lequel ils ne sont point éclairés par les lumières de l'anatomie ou de la pathologie. Pourra-t-on trouver chez eux des secours appropriés aux circonstances, et, comme elles, très-variés ? Non, certes, leurs bandages sont tous faits sur le même patron, ils doivent convenir à tous. Cependant, s'il faut les croire, leurs *patents bandages* sont des chefs-d'œuvres, et je n'en veux pour preuve, que leur déclaration faite dans un style digne de leur talent. *Les impétrans étant honorés des appointemens suivans : L'ARMÉE ET LA MARINE ROYALE D'ANGLETERRE, LES HÔPITAUX MARINS, LES ARSENAUX, L'ARTILLERIE, LA COMPAGNIE DES INDES, etc., etc., et de l'approbation des personnes du premier rang, et la pratique continuant de superséder toute autre espèce de bandage en Angleterre, ils sont satisfaits qu'il ne faut qu'une seule épreuve pour faire voir aussi sa supériorité en France.*

On peut s'en rapporter à des personnes de qualité, à des institutions publiques, et à des personnes qui suivent les occupations les plus laborieuses et les plus pénibles.

Il est encore un autre bandage que je ne puis me dispenser de signaler à l'attention des connaisseurs; c'est celui de M. *Quinet*, officier de santé, qu'il a qualifié d'*omniforme*, et qui serait mieux nommé *informe* (1). C'est un ressort ordinaire à angle droit, de quinze à seize pouces, auquel est rivée une plaque de figure alongée vers son angle inférieur et interne : cette plaque est surmontée de sept autres, et chacune glisse sur une tige de fer, rivée à la plaque principale. Une autre tige à écrou et vis, est unie à chacune des petites plaques pour qu'elles puissent être élevées à volonté, dans le dessein d'exercer une pression plus ou moins forte sur les parties. La base sur lesquelles sont placées les petites plaques, se meut par le moyen d'une noix.

---

(1) Ce n'est cependant pas ce que pense M. *Nicolas Quinet*, qui a fait insérer dans l'Almanach du Commerce, ponr l'année 1817, que son bandage omniforme, adopté par les Sociétés savantes, est le bandage par excellence ; et qu'il prouvera à toutes les Facultés de Médecine de tous les pays, que ce moyen guérit les plus mauvaises hernies, et que tous les autres sont inutiles et dangereux. Cette modest e annonce, bien digne du haut mérite de son auteur, ne laissera aucun doute dans l'esprit des personnes pour lesquelles une affirmation hardie vaut mieux qu'une preuve donnée par la raison et par l'expérience.

Le collet du ressort correspondant à cette plaque a deux pouces et demi de plus que les proportions ordinaires, le tout très-grossièrement fait ; la pelote est très-volumineuse, et les enveloppes et la garniture sont confectionnées comme dans les bandages communs.

Je ne dirai pas que ce bandage est une mauvaise copie de ceux d'Allemagne, à mécanique : M. *Quinet* pourrait trouver cette vérité peu gracieuse à entendre ; mais j'avouerai qu'on peut facilement reconnaître que ce qu'il a de passable est calqué sur celui qu'a imaginé depuis très-long-temps M. *Oudet*, chirurgien-herniaire de Paris, justement estimé, et qui m'a déclaré l'avoir abandonné dans sa pratique, quoique ce bandage ait reçu les éloges des membres de la commission du Bureau de Consultation des arts et métiers, le 11 avril 1792.

L'objet de M. *Oudet*, disent les rapporteurs, a été de rendre les pelotes mobiles dans tous les sens, afin de produire tous les degrés de pression dans toutes les directions possibles. Il se sert pour cela de deux espèces de cylindres ou tourillons, concaves dans le milieu de leur contour, et sillonnés dans cette concavité de plusieurs crénelures dans le sens de leur axe ; le tareau d'une vis porte sur ces crénelures, et glisse à volonté sur le tourillon. La plaque qui soutient la pelote est mobile sur un axe qui forme l'extrémité du ressort du bandage. Un des tourillons dont nous venons de parler est fixé sur cet axe, et sa vis est fixée sur la plaque ; en sorte que, par le mouvement de la vis, la plaque s'incline à volonté de devant en arrière par un mouvement très-doux et très-gradué.

Le second tourillon forme l'extrémité de l'axe sur lequel tourne la plaque à l'endroit de sa jonction avec le ressort du bandage ; sa vis fixée à l'extrémité du ressort, faisant tourner le tourillon, fait incliner l'axe et la plaque, oblige la pelote à exercer sa pression de dedans en dehors, au degré qu'on desire. De la combinaison de ces deux mouvemens de devant en arrière, et de dedans en dehors, résultent toutes les pressions que l'on peut exercer avec avantage sur la tumeur herniaire, et il est impossible de rien ajouter à la précision de ce moyen.

M. *Oudet* a encore imaginé de substituer au tourillon de la plaque, un ressort à boudin, renfermé dans un cylindre creux qui tient à la plaque et tourne sur son axe; il en résulte une pression beaucoup plus légère, et susceptible de se prêter à tous les mouvemens du corps; mais ce bandage ne convient qu'aux hernies les plus aisées à contenir.

Outre cela, à l'extrémité de son bandage, M. *Oudet* a disposé une coulisse au moyen de laquelle on a raccourci le bandage à volonté, selon la mesure de celui auquel il est destiné. Cette précaution est sur-tout avantageuse pour les bandages que l'on envoie en province ou dans les pays étrangers, et prévient les méprises fâcheuses qui pourraient résulter des mesures mal prises. Malgré tous les éloges donnés à l'auteur, la pratique a démontré le contraire de ce qu'ont dit les rapporteurs ; ce qui prouve que ce n'est pas à la simple inspection ou au témoignage de nos sens que nous devons nous en rapporter, mais à cette expérience, qui est un creuset où tout s'épure et où la vérité se débarrasse de tout ce qui s'opposait à son évidence. Ce que nous venons de dire de M. *Oudet*, dont les talens et les découvertes en mécanique lui assureront toujours un rang très-distingué parmi les artistes les plus recommandables par leurs travaux utiles, peut s'appliquer bien plus justement encore au bandage omniforme de M. *Quinet*, officier de santé, qui est une imitation des bandages allemands et de celui de M. *Oudet*, dont il n'a, des uns et des autres, conservé que les défauts. Si quelques personnes pouvaient douter des imperfections de cette machine, je les engage à la soumettre à l'examen d'un mécanicien instruit, ou de consulter les malades qui ont voulu en faire usage ; elles verront que, d'une voix unanime, ils prononceront la condamnation d'un semblable moyen.

Explication des Planches concernant les Bandages pour la Hernie inguinale.

PLANCHE I.re

La figure 1.re représente le bandage développé et vu sur l'épaisseur du ressort qui le compose.

Fig. 2. Le même ressort vu de face suivant la ligne A'. B'. (*Fig.* 1.re)

La figure 3 représente le profil du même ressort suivant la ligne C'. D'. (*Fig.* 1.re)

A. B. C. D. Ressort formant la partie principale du bandage, renforcé et décliné en C. D. pour recevoir la plaque.

E. F. G. Plaque servant de base à la pelote du bandage.

a. Crochet pouvant être remplacé par un bouton destiné à recevoir la courroie du bandage.

b. Passe pour recevoir la courroie.

Nota. On s'est servi des mêmes lettres dans la description des diverses figures représentant sur la même planche les objets vus sous différens aspects.

Planche II.e

Bandage circulaire.

Fig. 1.re Ressort vu suivant son développement et sur son épaisseur.

Fig. 2. Bandage circulaire.

Même ressort vu de face, et incliné comme étant placé sur le sujet suivant la ligne A'. B'. (*Fig.* 1.re)

Fig. 3. Elévation latérale, ou profil du même bandage, suivant la ligne C'. D'. (*Fig.* 1.re)

A. B. C. D. E. F. Développement du ressort incliné et renforcé en E. F., pour recevoir la plaque G., ce ressort ayant une inflexion dans sa courbure en C pour s'adapter sur la colonne lombaire déprimée.

a. b. Bouton et passe pour recevoir et déprimer la courroie A. H.

Planche III.e

Bandage demi-corps ou brisé.

Fig. 1.re Vu en dessous suivant son développement et son épaisseur.

Fig. 2. Vu de face et suivant sa position sur le sujet, et parallèlement à la ligne A". B".

Fig. 3. Elévation latérale ou profil, suivant la ligne C". D".

A. B. C. D. — A'. B'. C'. D'. Ressorts sur leur épaisseur, renforcés et doublement recourbés et inclinés en C. D. et C'. D'., pour recevoir la plaque E. et E'.

a. a'. b. Boutons et passes pour les sous-cuisses et la courroie.

Planche IV.e

Fig. 1.re Bandage Rénixigrade.

Ressort vu en dessus, suivant son développement.

Fig. 2. Elévation de face et suivant la ligne A'. B'. (*Fig.* 1.re)

Fig. 3. Elévation latérale ou profil suivant la ligne C'. D'. (*Fig.* 1.re)

A. B. C. D. Ressort circulaire et principal, recourbé en A. B., pour recevoir la plaque faisant la base de la pelote.

E. F. Cette plaque, garnie de deux boutons *a. b.*

G. H. I. K. Deux ressorts placés sur le ressort principal A. B. C. D., pour lui donner plus ou moins de fermeté, dont l'un interne est, à cet effet, invariablement fixé à ce ressort; et le second, ou externe, destiné à glisser sur les deux autres, en présentant successivement ses parties minces ou fortes sous les passes, comme le font voir les mêmes ressorts sur les figures (1.re) et (2.e) G'. H'. I'. K'. — G". H". I". K".

Figures (3) et (4). L. M. N. O. P. Q. Enveloppe en fer-blanc pour préserver les deux ressorts supplémentaires G'. H'. I'. K'. — G". H". I". K"., interne et externe, placés sur le ressort principal, en G. H. I. K., de l'humidité et de la transpiration, et pour préserver la garniture de leur frottement. Cette enveloppe est échancrée au point M. N. O. P., pour lui permettre de se prêter au libre jeu du ressort; elle est de plus incisée aux points 1. 2. 3. 4., etc.

a. b. Petite fente pratiquée à l'une des extrémités de cette enveloppe, pour l'assujettir et lui permettre de glisser pendant le jeu du bouton *c.*, fixé lui-même au grand ressort; cette extrémité étant de plus retenue pendant son mouvement dans le picolet *d, e.*, fixé à ce même grand ressort.

Q. Autre extrémité de cette enveloppe percée d'un trou, devant être fixée à l'aide d'une vis au grand ressort.

f. g. h. i. k. Petite fente crénelée pratiquée dans l'enveloppe, pour laisser passer le petit bouton *l.* fixé au ressort externe, et le petit ressort *m.* dilaté (*Fig.* 1.re) et (*Fig.* 2), dont l'objet est de conduire par degré, et de crénelure en crénelure le ressort externe, pour modifier l'effet du grand ressort.

n. o. (*Fig.* 3) et (*Fig.* 4). Petit anneau pratiqué dans une portion du ressort, pour maintenir et recevoir la partie de la garniture, ouverte devant la fente crénelée, et pour laisser passer librement le petit bouton *l.* et le petit ressort *m.*

Planche V.e

Fig. 1.re Bandage circulaire droit, garni de ses enveloppes.

Fig. 2. Même bandage placé sur le sujet.

Fig. 3. Bandage gauche, pour un enfant.

Planche VI.e

Fig. 1.re Partie postérieure d'un bandage placé sur le sujet.

Fig. 2. Figure géométrique du bandage de *Camper*. (*Voyez* le mémoire de l'auteur.)

Planche VII.e

Fig. 1.re Bandage demi-corps placé sur le sujet.

Fig. 2. Bandage double sur un seul ressort, côté droit, et enveloppé de ses garnitures.

Bandage crural simple.

Le bandage pour la hernie crurale diffère de celui employé pour la hernie inguinale, en ce que son col est plus court et que sa partie antérieure descend plus bas. Cette disposition est nécessaire, la hernie crurale se trouvant placée beaucoup plus près de la hanche que la hernie ingninale, et à deux pouces environ au-dessous de l'anneau. En outre, le grand diamètre de la pelote ovalaire n'est point dirigé perpendiculairement comme dans le bandage inguinal. Il doit être plus horizontal et un peu oblique en bas. Si le grand diamètre était perpendiculaire, la partie inférieure de la pelote porterait sur la cuisse et en empêcherait le mouvement, ou elle serait repoussée de bas en haut et dérangée dans les mouvemens de flexion de la cuisse sur le bassin. Il est sur-tout bien important que la partie inférieure de la pelote n'exerce pas une compression trop forte sur les vaisseaux cruraux. Un sous-cuisse est toujours indispensable pour empêcher la pelotte de remonter. Comme la hernie crurale est en général d'un volume beaucoup plus petit que celui de la hernie inguinale, et qu'elle peut être contenue par une légère pression, il n'est pas nécessaire que le fer du bandage destiné à la maintenir ait autant de force que ceux dont nous avons parlé. Les bandages cruraux destinés pour les femmes doivent être en général d'un pouce et demi plus longs que ceux des hommes, par la raison que le bassin chez elles est plus évasé et plus arrondi.

Bandage crural double.

Les hernies crurales se rencontrent beaucoup plus rarement des deux côtés à-la-fois que les hernies inguinales. Dans tous les cas, ce que nous avons dit sur la structure des bandages inguinaux à deux pelottes, peut s'appliquer ici, en ayant cependant égard à la figure du fer à bandage, qui, comme nous venons de le démontrer, doit être moins long dans sa partie antérieure, et dirigé plus obliquement en bas que pour le bandage inguinal.

Tout ce que nous avons dit sur le bandage inguinal, relativement à sa longueur, à la dépression de sa partie postérieure, à l'obliquité de l'extrémité qui supporte la pelote, et à cette pelote elle-même, est applicable à la hernie crurale ; seulement ici la pelote doit avoir une forme différente, et elle doit former un angle plus marqué avec l'extrémité du ressort, que dans le bandage inguinal.

On peut aussi, et par le même mécanisme, donner plus ou moins de force au bandage crural.

La planche VIII, fig. 1 et 2, représentent ce bandage dans ses différens états. (*Voyez* l'explication de ces figures.)

PLANCHE VIII.e

Fig. 1.re Bandage crural, côté droit isolé et à nu.

A. B. C. D. Ressort incliné en bas de C. en D.

E. Plaque fixée au ressort en D.

Fig. 2. Même bandage garni et placé sur le sujet.

Bandage ombilical.

On divise les bandages pour l'exomphale comme ceux pour la hernie inguinale, en bandages élastiques et en bandages non élastiques. Les bandages non élastiques ne s'emploient ordinairement que pour les enfans et les adultes qui n'ont pas une hernie très-volumineuse, et qui, par conséquent, n'exige point une pression très-forte pour être maintenue réduite.

Chez les enfans en bas âge, l'exomphale est très-bien contenu au moyen d'un bandage de toile ou de futaine, dont la pelote convexe et du volume d'une noix, doit être élevée un peu au-dessus du niveau du ventre par des compresses tellement disposées que la compression porte exactement sur l'ombilic et sur la colonne vertébrale, en agissant le moins possible sur les côtés du ventre.

L'expérienee a depuis long-temps prononcé en faveur de l'opinion de *Richter*, qui regarde une compression exercée par un corps convexe, tel qu'un bouton demi-sphérique ou la moitié d'une noix muscade, comme préférable à une pelote aplatie quelque plausibles que paraissent d'ailleurs les raisons de ceux qui prétendent le contraire. Une pelote convexe a l'avantage de repousser profondément les viscères, et d'appliquer exactement la peau sur les bords de l'ouverture herniaire, sans avoir l'inconvénient, ainsi qu'on a cherché à le faire croire, de pénétrer dans cette ouverture et de s'opposer à son resserrement.

Lorsqu'on a besoin d'appliquer ce bandage à des enfans plus âgés, et qui marchent seuls, on peut ajouter des scapulaires et des sous-cuisses.

On peut encore donner à ce bandage un certain degré d'élasticité, afin qu'il puisse se prêter aux variations de volume de l'abdomen, en substituant à la bande de futaine une ceinture contenant, dans un de ses points ou des deux côtés, des élastiques semblables à ceux que l'on met dans les bretelles. Dans beaucoup de cas, j'ajoute à cette ceinture une demi-culotte en basin ou en nankin, pour la maintenir parfaitement immobile; et lorsque la hernie a plus de volume ou une plus grande tendance à sortir, je place dans cette ceinture un ressort circulaire d'une résistance plus ou moins considérable.

Le bandage que nous venons de décrire ne suffit pas pour les adultes, ainsi que nous l'avons déjà dit, à cause de la difficulté qu'on éprouve souvent chez eux à maintenir réduite une hernie ombilicale. En règle générale, le bandage doit être confectionné différemment suivant la différence de la hernie.

Si la hernie sort par l'anneau ombilical, la pelote du bandage doit être comme dans celui destiné aux enfans, très-convexe, et sa pression doit être dirigée directement contre l'ombilic. Si, au contraire, la hernie sort par une fente longitudinale, dans la ligne blanche près de l'ombilic, le bandage doit agir en pressant les deux bords de la fente l'un contre l'autre, et la pelote doit être plate.

Le bandage non-élastique, dans ces différens cas, est encore recommandé aujourd'hui par des praticiens célèbres : *Sabatier*, entre autres, conseille de retenir les hernies de l'ombilic au moyen d'une large plaque fixée à une ceinture, et garnie, vis-à-vis du nombril, d'une pelote qui fasse plus ou moins de saillie, et dont le volume soit proportionné à la grandeur de l'ouverture par laquelle les parties ont coutume de s'échapper. C'est même de cette manière que nous fabriquons le plus ordinairement les bandages ombilicaux ; mais on ne doit pas y avoir recours exclusivement dans toutes les espèces d'exomphales. Il en est, comme nous l'avons observé, qui sont si volumineuses et si difficiles à maintenir, qu'on est obligé pour cet effet d'employer des bandages élastiques.

On a imaginé un grand nombre de bandages élastiques pour l'exomphale.

Platner conseille le demi-cercle d'acier comme plus commode, dans cette circonstance, que tous les autres bandages.

Richter et *Scarpa* emploient, à son exemple, un bandage à ressort en demi-cercle, semblable à celui dont on se sert pour contenir la hernie inguinale, avec quelques modifications qui sont indiquées et nécessitées par la forme des parties sur lesquelles on doit l'appliquer. Ces modifications consistent principalement à augmenter la largeur de l'extrémité postérieure du fer, qui prend son point d'appui sur le dos, et à donner à tout le reste du ressort l'inclinaison nécessaire pour qu'il porte bien à plat sur l'épine et sur le sommet des os innominés. Il faut, en outre, que l'extrémité antérieure qui soutient la pelote soit dirigée selon la position de la hernie, et que la force du levier soit proportionnée au degré de pression nécessaire pour maintenir la hernie.

Juville rejette entièrement le demi-cercle élastique proposé par *Platner* : il prétend que ce bandage n'a ni la forme, ni l'action convenables pour rester fixé; qu'il se déplace souvent, et laisse échapper les parties qui forment la hernie; qu'il revient ensuite sur lui-même, ou que, replacé par le malade, il comprime les parties sorties; d'où résulte de l'irritation, de l'inflammation et des coliques. Cependant le professeur *Scarpa*, qui n'emploie jamais d'autre bandage pour les personnes qui n'ont pas le ventre d'un volume énorme, annonce avoir toujours réussi par ce moyen à contenir les hernies ombilicales et celles de la ligne blanche, lors même qu'elles sont considérables. Ce grand praticien, dans le cas de hernies ombilicales peu volumineuses, conseille de prendre une plaque de métal longue d'un peu plus de trois pouces, large de vingt-quatre à trente lignes, et légèrement recourbée pour qu'elle puisse s'adapter à la convexité du ventre, de fixer au centre de cette plaque une pelote d'une grosseur proportionnée au volume de la hernie et renfermant un ressort à boudin qui ne soit ni trop dur ni trop souple. On assujettit cette plaque autour du corps, au moyen d'une ceinture élastique large de trois pouces environ.

Suret, Mémoires de l'Académie Royale de Chirurgie, *tome II*, page 304, décrit un bandage pour l'exomphale, qui consiste dans une courroie destinée à fixer une plaque solide, contenant dans son épaisseur un ressort renfermé dans un barillet. Mais l'expérience a démontré, comme l'observe judicieusement le professeur *Sabatier*, que ce bandage est beaucoup moins avantageux qu'on ne l'avait d'abord pensé, et qu'il est fort sujet à se déranger. D'un autre côté, cette machine est tellement compliquée, qu'on l'a abandonnée entièrement.

Juville blâme également la confection de ce bandage. Il propose à sa place un bandage qui s'applique assez bien, qui est doux, commode, et dans la courroie duquel il fait entrer de chaque côté un morceau de gomme élastique, long de cinq à six pouces et large de deux. Au moyen de quelques additions à ce bandage très-ingénieux, mais insuffisant dans le plus grand nombre des cas, le même auteur prétend être parvenu à contenir jusqu'à cinq hernies ombilicales et ventrales survenues chez un seul individu dans différens points de l'abdomen.

J'ai fait l'application des principes énoncés, dans la description de mon bandage de la hernie inguinale ou sus-pubienne, à la construction du bandage pour l'exomphale ou hernie de l'ombilic : le ressort embrasse les $\frac{11}{12}$ et demi de la circonférence du corps, A. B. C. D. E. F.; il est déprimé en C., fig. 1. 2. 3., pl. IX. L'extrémité qui porte la pelote est inclinée de E. en F., et la pelote G. est circulaire, et concave ou convexe, pour s'accommoder à la forme de la tumeur. Le bandage disposé de la sorte, reste en place sans être retenu par d'autres liens; il se prête aux mouvemens de l'abdomen dépendans de la respiration : dans l'inspiration comme dans l'expiration, dans les diverses positions que peut prendre le malade, il exerce toujours la même compression sur la hernie, et s'oppose à la sortie des viscères. Enfin, on peut graduer sa résistance par les ressorts additionnels qui jouent très-facilement sur le ressort principal, par le même mécanisme que celui dont nous avons déja parlé. (*Voyez* les bandages inguinaux et l'explication des planches.)

La planche X.[e] représente (*fig.* 1, 2, 3 et 4) le bandage ombilical anglais dont M. *W. Hey* donne la figure et l'explication dans son excellent ouvrage. (*Practical Observations in surgery illustrated by cases*, p. 577.)

Ce bandage consiste en deux demi-cercles d'acier, à l'extrémité antérieure de chacun desquels est attaché séparément par une charnière de cuivre placée verticalement en dehors, une plaque de fer-blanc un peu concave sur sa face interne. La concavité est remplie par un morceau d'étoffe recouvert de cuir. Cette doublure fait que le cuir qui la recouvre, dépasse un peu le niveau, mais à un si petit degré, que lorsque le côté concave de la plaque est appliqué sur l'abdomen, la pression des arcs amène le bord de la plaque dans chaque partie de sa circonférence, en contact avec la peau.

La partie postérieure de chaque demi-cercle, à environ un pouce et demi de son extrémité, qui est tourné en arrière, forme une surface plane dans le point où elle repose sur le dos du malade. Sur la face interne de la partie aplatie, est cousu un coussin mollet en peau, garni d'étoffe, pour préserver le malade d'être blessé par les extrémités des arcs d'acier. Une lanière de cuir est attachée à la couverture du bandage, près du bout postérieur d'un des ressorts, et une boucle est fixée pareillement près du bout du ressort opposé, mais reposant sur lui. Au moyen de cette lanière, le malade peut assujettir les extrémités des ressorts, sans craindre d'éprouver de contusion par la boucle.

Ce bandage est le même, à l'exception des charnières et des plaques postérieures, que celui qu'emploient encore de nos jours beaucoup de chirurgiens herniaires français. Quelques-uns le modifient en supprimant les ressorts latéraux pour en substituer un transversal légèrement élastique en forme d'ailes, auxquelles on fixe une ceinture, également élastique.

Le même ouvrage de M. *Hey*, contient la description et la figure d'un autre bandage imaginé par feu *Marrison*, mécanicien à Leeds : M. *Hey* dit s'en être servi avec succès et chez les enfans et chez les adultes ; et il prétend qu'il est supérieur à tous les bandages qu'on a fabriqués jusqu'ici contre la hernie ombilicale.

Il consiste en deux morceaux d'acier, très-minces, qui embrassent les côtés de l'abdomen, et viennent se réunir par derrière. A leur partie antérieure, ils représentent, par leur assemblage, une ouverture ovalaire, à l'un des côtés de laquelle est attaché un ressort d'acier ayant la forme que nous avons représentée pl. XIV, fig. 2. A l'extrémité de ce ressort est placé une pelote ou coussinet qui presse sur la hernie. Par l'élasticité de ce ressort la hernie est repoussée dans toutes les positions du corps, et par conséquent constamment maintenue réduite dans le ventre. Une bande de calicot est cousue sur chaque côté de l'anneau ovalaire, et elle est garnie d'une gance ou agrément sur son bord, dans l'épaisseur duquel est mis un ruban de fil qui doit être lié sur le dos.

Lorsque l'abdomen forme une saillie considérable, et que l'ombilic regarde en bas, ainsi que cela arrive aux femmes qui ont eu beaucoup d'enfans, l'anneau ovalaire (spécialement s'il est très-large) est dirigé obliquement; et si le bandage n'était pas fait ainsi, le coussinet ne porterait véritablement pas sur la hernie. Pour prévenir cet inconvénient, M. *Marrison* fait la branche la plus basse de l'anneau beaucoup plus saillante que la supérieure. Et ainsi le calicot garnissant le contour de l'anneau, n'est employé qu'en forme de ceinture attachée seulement au ressort inférieur, comme l'a représenté M. *Astley-*

Cooper, dans son ouvrage sur les hernies (1).

Dans la suite, M. *Marrison* n'a employé communément dans la confection de ses bandages que le ressort inférieur seulement, et il avait conçu ce dessein, dans le but d'approprier son bandage au *prolapsus*, ou relâchement des parois de l'abdomen. — A l'extrémité arrondie du ressort qui supporte la pelote, est attachée une courroie, à laquelle sont ajoutés des *élastiques*, dans l'intention de régler le degré de compression sur la hernie. Si l'abdomen était aplati ou déprimé, le bandage devrait être mis dans un sens contraire, en dirigeant le ressort en arc de cercle, au-dessus de l'ombilic.

La figure placée au bas de la planche ci-jointe, représente la forme du bandage que M. *Marrison* avait définitivement adopté. (*Voyez* pl. XIV, fig. 3.)

Le type du bandage original a été conservé dans l'un et l'autre de ces changemens.

---

(1) Part. 2, planche IX, fig. 6.

Ce ressort, en forme d'anneau ovalaire, a moins d'action sur les bords de l'anneau ombilical proprement dit, que sur l'abdomen; et en le comprimant au-dessus et au-dessous du nombril, il doit faire que les parties se portent vers le point où s'est fait la hernie. Les arcs de cercle supérieur et inférieur doivent gêner les mouvemens de l'abdomen, et ils ne peuvent que favoriser le déplacement de la pelote. Il me semble qu'une sous-ventrière rendue plus ou moins élastique remplirait le même but, et n'aurait pas les inconvéniens dont nous venons de parler.

PLANCHE IX.e

Bandage ombilical.

Fig. I.re Ressort circulaire vu suivant son développement et sur son épaisseur.

Fig. 2. Vu de face, tel qu'il doit être placé sur le sujet, et suivant la ligne A'. B'. (*Fig.* 1.re)

Fig. 3. Profil et élévation latérale suivant la ligne C'. D'. (*Fig.* 1.re)

A. B. C. D. E. F. Contour du ressort infléchi en C., pour s'adapter aux lombes, d'après la figure de cette partie, et aussi infléchi en E. F., pour éviter la compression sur l'os des îles.

G. Plaque un peu elliptique et percée de petits trous, fixée à l'extrémité F. du ressort, et servant de base à la pelote.

a. Bouton pour recevoir la courroie fixée à l'extrémité A.

Planche X.e

Bandage ombilical.

Fig. 1.re Ressort garni, placé sur le sujet, et pour une hernie ordinaire.

Fig. 2. Double ressort anglais placé sur le sujet.

Fig. 3. Jonction des deux ressorts par la partie postérieure, et par deux plaques.

Fig. 4. Même bandage vu en entier portant trois plaques, A. B. C., dont une centrale en A., destinée à contenir la hernie; et les deux autres latérales en B. C., fixées postérieurement par une courroie.

Des Suspensoirs.

Nous n'avons parlé jusqu'ici que des bandages herniaires proprement dits ; nous allons entrer maintenant dans quelques détails sur deux autres espèces de bandages. Les premiers sont les suspensoirs dont on se sert pour soutenir le scrotum ou les testicules dans différentes circonstances, ou pour maintenir des pièces d'appareils appliquées sur ces parties.

C'est particulièrement dans les hydrocèles par épanchement, dans les hydrosarcocèles, les sarcocèles, les varices du cordon ou du scrotum, les gonflemens sympathiques du testicule lors d'une gonorrhée, que ces moyens sont usités. Cependant on s'en sert encore très-fréquemment comme moyen hygiénique. C'est ainsi que les médecins recommandent l'usage habituel du suspensoir, aux cavaliers, et à toutes les personnes qui montent fréquemment à cheval, pour soutenir le scrotum et prévenir la contusion ou le froissement du testicule par le pommeau et par tout autre point de la selle. Enfin, dans les cas de blennorrhagie urétrale, il est prudent de porter un suspensoir pour éviter ce qu'on nomme vulgairement *chaude-pisse tombée dans les bourses*. Les circonstances dans lesquelles ces bandages sont utiles, étant très-multipliées, j'ai cherché à les approprier à tous les cas, et je leur ai fait subir quelques modifications qui sont, il est vrai, très-simples; mais les choses les plus simples sont le plus souvent les plus utiles, et celles qu'on s'applique le moins à trouver.

Ces suspensoirs, comme on les fait communément, forment une sorte de poche dont la capacité doit être proportionnée au volume des parties qu'elle doit contenir. Pour les confectionner, on emploie un morceau de toile ou de futaine, de six à huit pouces en carré, plié en deux parties égales. On l'arrondit inférieurement, c'est-à-dire, qu'on enlève l'angle antérieur et inférieur ; on fait une couture dans toute l'étendue de la ligne courbe décrite par les ciseaux, et il en résulte une véritable poche. Un trou est pratiqué au milieu de sa partie supérieure, pour y faire passer le pénis ; ensuite une bande de trois-quarts d'aune de long, garnie, à l'une de ses extrémités, de quelques œillets ou de boutonnières, tandis qu'à l'autre elle est cousue à l'un des angles supérieurs de la poche dont nous avons parlé. Un second jet de bande, d'un demi-pied de longueur et d'un travers de doigt de large, ainsi que le précédent, est assujetti, par un de ses bouts, à l'autre angle supérieur de la poche. L'extrémité libre de cette dernière bande est pourvue de boutons ou de cordons. Enfin, on place aux angles inférieurs réunis, deux autres jets de bande moins larges que les précédens, de demi-aune de longueur, qu'on fait passer sous les cuisses, et qu'on vient assujettir de chaque côté à deux boutons placés en arrière et un peu en dehors sur la première bande qui doit représenter une ceinture.

Pour placer ce bandage, on met le scrotum dans la cavité ou petite poche que nous avons décrite, on engage la verge dans l'ouverture pratiquée à la partie supérieure de cette poche; la ceinture embrasse le corps, et ses extrémités s'unissent l'une et l'autre sur les côtés. Enfin, les sous-cuisses maintiennent le bandage en position, empêchent la poche de remonter : ils passent sur le périnée, et viennent séparément se fixer à la ceinture, en arrière et en dehors.

On se sert communément pour confectionner ces suspensoirs, soit pour la ceinture, soit pour la poche elle-même, de toile neuve plus ou moins forte, quelquefois de toile écrue ou d'un tissu très-serré; et on la met double dans tous les points, pour qu'elle offre plus de résistance, et que le bandage ait plus de solidité. Cette manière de fabriquer les suspensoirs, qui d'abord peut paraître très-convenable, n'est cependant pas sans défauts et sans inconvéniens : 1.° la ceinture est trop étroite ; elle gêne les mouvemens, comprime les parties molles, quelquefois même excorie l'épiderme. La poche faite en toile ou en futaine a toujours les mêmes dimensions ; ou si on proportionne sa capacité au volume des parties qu'elle doit contenir, elle ne peut jamais suivre les divers mouvemens d'expansion ou de rétraction du scrotum et du testicule qui ne se trouve pas dans tous les instans à une égale distance de l'anneau inguinal ou sus-pubien. La poche, à sa partie antérieure, présente une couture qui peut comprimer le scrotum, et s'opposer à sa juste application. Cette poche est tendue inégalement, et au lieu d'être simplement suspensive, elle peut devenir compressive. Un autre défaut de ces suspensoirs, est d'avoir la ceinture horizontale dans tous ses points, d'où résulte la gêne des mouvemens de flexion de la cuisse sur le bassin, le déplacement du bandage dans la marche et les autres exercices qui nécessitent cette flexion, car le suspensoir n'est pas fixé solidement, et il se dérange dans toutes ses parties.

Pour éviter toutes ces imperfections, j'ai substitué à la poche de toile une poche en tricot de soie, de coton ou de fil, à mailles plus ou moins lâches et élastiques, ce qui lui permet de s'adapter (1) dans tous les points à la forme des parties, et de suivre leurs mouvemens d'expansion ou de resserrement. Cette poche en réseau, lorsqu'elle n'est point un moyen contentif, mais un simple soutien du scrotum et du testicule, permet l'accès de l'air, ne s'oppose point à l'évaporation de la transpiration et de la chaleur, et la peau du scrotum n'est pas constamment mouillée par la condensation du fluide perspiré à sa surface, et ne tombe pas dans le relâchement par l'effet de cette espèce de bain local habituel.

Enfin, la dernière partie, où la ceinture

---

(1) Pl. XI; *fig.* 1.re et 2.e, H. I. K. L. M. N.

a aussi été modifiée par moi, je la compose de quatre pièces : une antérieure, est horizontale ; elle soutient la poche et s'applique sur le pubis (1) ; deux autres latérales et obliques de bas en haut et de dedans en dehors, sont unies à la première, et portent des boutons ou des boucles en acier (2). La dernière pièce embrasse toute la partie postérieure du corps, et les extrémités viennent se rendre aux boutons ou boucles dont nous venons de parler (3).

Nous avons conservé les sous-cuisses, qui quelquefois cependant deviennent inutiles (4).

Ainsi les principaux changemens portent, 1.° sur la poche qui est élastique et qui peut, par conséquent, s'appliquer plus parfaitement au scrotum et suivre ses mouvemens.

---

(1) *Voyez* pl. XI, fig. 1.re et 2.e, A. B.

(2) Planche XI, fig. 1.re *a. a. b. b.*, fig. 2.e *c. c.*

(3) Planche XI, fig. 1.re C. *a. a.*

(4) G. P. Q. ; *h.* S. T.

2.° Sur une ceinture beaucoup plus large ; 3.° sur l'obliquité que cette ceinture présente sur ses côtés dans les points correspondans aux aines, par laquelle on place, plus convenablement et plus commodément, le suspensoir qui ne se dérange dans aucun des mouvemens de la cuisse, et ne les gêne en aucune manière.

Les ceintures de ces suspensoirs sont faites en toile fine ou perkale, ou en batiste écrue, etc. ; et ainsi confectionnés, ces suspensoirs remplissent parfaitement l'indication qu'on se propose dans tous les cas que nous avons cités au commencement de ce chapitre ; mais ils conviennent sur-tout, et ne peuvent nullement être remplacés par d'autres, lorsqu'il s'agit de soutenir un hydro-sarcocèle, un sarcocèle ou hydrocèle très-volumineux, ou une hernie scrotale ancienne, considérable et irréductible.

Description de la planche XI, représentant les Suspensoirs modifiés par l'Auteur.

Suspensoir à poche élastique.

Fig. 1.re Elévation de face, et tel qu'il doit être placé et vu sur le sujet.

Fig. 2. Elévation latérale, ou profil.

A. B. C. D. E. F. G. Ceinture composée des quatre parties suivantes : A. B., partie antérieure, s'appliquant sur le pubis, et recevant la poche. Cette poche, en tricot ou à réseau, est destinée, par sa flexibilité, à soutenir les bourses.

H. I. K. L. M. N. Cette poche L. M. N. est ouverte pour laisser passer la verge.

A. G. ; B. C. Parties latérales et inclinées de la ceinture, devant s'appliquer sur les aines, et portant chacune deux boutons, *a. a.*, *b. b.*, pour recevoir les extrémités de la partie postérieure de la ceinture. C. D. E. F. G.

O. P. Q. ; R. S. T. Les deux sous-cuisses fixés en Q. et T. à la poche et sur les côtés de la ceinture postérieure au bouton *c. d.*

e. e., *f f.*, *g. h.* Boutonnière de gradation pour la ceinture et les sous-cuisses.

Bandage contre l'Onanisme.

Depuis *Hippocrate* jusqu'à nous, les médecins les plus célèbres et les plus grands observateurs nous ont fait connaître tous les dangers et toutes les tristes conséquences des évacuations immodérées de la liqueur spermatique. Mais si la perte très-abondante de ce fluide par un coït trop souvent répété, peut avoir sur notre économie une pernicieuse influence, ses effets sont encore bien plus marqués lorsqu'elle est sollicitée par des attouchemens vicieux à une époque où la constitution n'est pas encore achevée, et où la nature s'occupe de perfectionner son plus bel édifice. C'est chez les jeunes sujets, chez les enfans principalement, chez les adolescens et les jeunes gens qui vont arriver ou qui arrivent à la puberté, que l'onanisme peut être funeste. Les adultes n'en sont cependant point exempts, et ils n'en deviennent que plus coupables. Nous avons connu des hommes du plus grand mérite, des littérateurs distingués, qui se livrant à la masturbation, ont perdu, par cette manœuvre indigne, tout leur jugement et toute leur imagination. A plus forte raison, que ne doit-on point redouter lorsque c'est un très-jeune sujet qui s'abandonne à cette pratique condamnable. *Hippocrate*, *Galien*, *Arétée*, *Pline*, *Hoffmann*, *Van-Swiéten*, *Fabrice-de-Hilden*, *Salzmann*, *Tissot*, *Vogel*, *Gruner*, de *La Fontaine*, *Weisse*, *Zimmermann*, et quelques auteurs français modernes, tels que MM. *Coffin-Rosny* (1), *Doussin-Dubreuil* (2), *Nauche*, etc., ont fait connaître les terribles conséquences de l'onanisme, et ont cherché à les arrêter ou à les combattre. Mais les

(1) *De la Nature outragée par les écarts de l'imagination, ou Nouveau Traité d'Onanisme et Guide physiologique pour la jeunesse.* — Paris, 1813.

(2) *Lettres sur les dangers de l'Onanisme.*

secours de la religion, de la morale, de l'hygiène, ont le plus souvent été insuffisans pour réprimer cette habitude criminelle. En effet, que peut-on attendre de tous ces moyens employés par de sages instituteurs, des amis éclairés ou de tendres parens, lorsque les malades avouent n'avoir pas assez d'empire sur eux-mêmes pour vaincre cette habitude, pour appaiser leurs desirs et faire taire leur passion effrénée! Plusieurs des ouvrages dont nous avons cité les auteurs, renferment de nombreuses observations, où l'on voit les malades eux-mêmes implorer des secours pour les aider à surmonter leur penchant auquel ils essaient, mais le plus souvent en vain, de ne plus s'abandonner. Que pourront, à plus forte raison, les moyens moraux, ou ceux du régime, ou même une surveillance active sur des jeunes gens qui dissimulent leur conduite coupable ou qui ne voulant point se corriger, nient leurs égaremens, ou enfin contre des enfans encore très-tendres que l'exemple a entraînés, ou auxquels des leçons criminelles ont été données, et dont le cœur ou l'esprit ne peuvent être touchés, ni par l'idée du danger, ni par le chagrin de leurs parens, ni par l'attrait des récompenses ou la crainte de la punition. Tout doit échouer dans cette circonstance ; et ces malheureux seraient voués à une mort aussi triste que certaine, ou à une existence malheureuse, par la perte de leur santé et de leurs facultés mentales, si la médecine, toujours attentive et studieuse, n'avait point fini par trouver le moyen d'arrêter, dans sa cause même, les ravages de l'onanisme. Dans ce cas, comme dans mille autres, la médecine doit paraître comme une émanation de la divinité qui vient consoler les hommes, ou les arrêter au bord du précipice. L'état social sans la médecine serait peut-être plus nuisible qu'utile à l'humanité. Mais cette mère vigilante, lors même que les lois sont muettes ou insuffisantes, nous conserve ou nous rend des biens dont nous ne connaissons tout le prix qu'après les avoir dépensés ou entièrement perdus.

Les accidens dépendans de l'onanisme ont été tracés par une foule d'écrivains, et l'on pourrait dire, sans exagération, qu'il n'est pas de maladie qui ne puisse trouver sa source dans ces jouissances solitaires et illicites. Les effets les plus communs sont l'affaiblissement général, le manque d'accroissement de ceux qui se livrent à ce genre d'abomination, et dont le développement du corps n'est pas achevé; la maigreur, la décoloration, un état d'étiolement et de cachexie, d'engourdissement dans tous les membres, quelquefois même des douleurs intérieures, des tiraillemens, des phénomènes nerveux de toute espèce, des convulsions, l'épilepsie, l'hystérie, l'hypochondrie, des défaillances, des palpitations, et fréquemment des maladies organiques du cœur ou des gros vaisseaux; des céphalalgies, des éblouissemens, des vertiges ou des douleurs d'estomac, de poitrine, ou des coliques accompagnées de dévoiement ou de diarrhées rebelles. La toux, la fièvre lente, les sueurs colliquatives, arrivent plus tard et conduisent le sujet au tombeau, après l'avoir fait passer par tous les degrés du marasme et de la phthisie.

Différentes éruptions se manifestent souvent sur la figure ou sur d'autres parties du corps ; tantôt elles ont la forme de boutons ou de pustules saillantes, indolentes et stationnaires; tantôt ces boutons passent à la suppuration, et il sort de leur partie centrale une matière blanche, d'apparence caséeuse, mêlée à un peu de sang. Des démangeaisons fatiguent le malade et réveillent sans cesse ses desirs, qu'il finit par satisfaire ; et de cet acte, de plus en plus répété, résulte une émission très-facile d'un sperme très-liquide, presque séreux, et mêlé d'un peu de sang. L'incontinence de ce fluide, ou la gonorrhée véritable survient, et jette plus rapidement encore le malade dans l'asthénie et l'épuisement.

Les facultés morales et intellectuelles se dégradent et s'affaiblissent comme les forces physiques ; les objets extérieurs ne font plus sur les sens qu'une impression légère et fugace, la mémoire ne garde plus aucun souvenir de ces impressions, le jugement devient nul ainsi que l'imagination, et le malade n'est capable de donner son attention à aucune chose, ni de se livrer à la réflexion ; il finit par tomber dans un état de démence ou d'idiotisme qui le rapproche de la brute. Les plaisirs qu'on goutte par l'union des sexes, n'ont pour ces malheureux aucun attrait, souvent même avant que la maladie soit parvenue à cette période; si on les marie, ils n'ont aucune aptitude au coït, et par conséquent à la procréation. L'état de dégradation est donc à son comble, et ces individus deviennent un objet de dégoût ou de pitié pour tous ceux qui les connaissent. Si leur intelligence est moins altérée que je viens de le dire, ils deviennent taciturnes, moroses, mélancoliques, et souvent le *tœdium vitœ* finit par survenir et par les conduire au suicide.

Par cette esquisse rapide des dangers

de l'onanisme, nous démontrons que rien ne peut être plus utile à la société que la connaissance des moyens capables de réprimer de pareils penchans, ou d'interrompre une semblable habitude. Si le mal est récent, si le sujet est parvenu à l'âge de raison, la religion est sans doute l'agent le plus puissant pour le détruire. C'est par elle que nous connaissons l'énormité de nos fautes, que nous recevons la force de surmonter la tentation, et que nous concevons l'espoir consolateur d'un pardon. Mais si le sujet est très-jeune, si son esprit est déja très-affecté, ou si son cœur a été empoisonné par des principes d'immoralité en tous genres, la religion, qui est toujours efficace, demanderait ici un temps trop long, les prières des parens seraient insuffisantes, les menaces même seraient trop faibles, et la surveillance la plus active ne garantirait pas l'enfant contre lui-même : un instant suffit pour qu'il s'abandonne à son penchant.

J'ai pensé que le seul moyen de parvenir à un résultat heureux, était de garantir les personnes adonnées à la masturbation de toute possibilité de l'exécuter, en cachant les organes de la génération sous des enveloppes qui, pouvant permettre l'excrétion de l'urine, s'opposeraient à l'onanisme. C'est après avoir essayé de tous les autres moyens, tels que le maillot, la ligature des mains, des pieds, et du tronc lui-même pendant la nuit, après avoir usé de tous les secours de l'hygiène, que j'ai été convaincu qu'il n'y aurait, pour parvenir à une réussite certaine, qu'à mettre un obstacle aux attouchemens de la main sur les parties génitales. Ce moyen, je l'ai trouvé; et c'est après en avoir constaté un grand nombre de fois les bons effets, que je me plais à le faire connaître, afin qu'il devienne d'un usage plus fréquent, et qu'il rassure les parens contre les habitudes vicieuses que leurs enfans ne contractent que trop fréquemment dans les lieux consacrés à l'éducation en commun.

Le moyen que je propose est très-simple, et l'expérience de vingt années m'en a démontré les avantages. Il a sur-tout celui de pouvoir être employé par les parens eux-mêmes, et de n'exiger qu'une surveillance fort peu gênante.

C'est un bandage ou corset dont on verra la représentation sur la planche XII (*fig.* 1.re et 2.e), et sur la planche XIII. Il se compose d'une large ceinture en toile grise ou en nankin, quelquefois d'une espèce de chemise ou juste-au-corps, en toile, lacé par derrière, que des épaulettes retiennent en haut, et qu'un demi-caleçon assujettit inférieurement, de manière qu'il ne peut ni descendre ni monter. (*Voyez* pl. XIII.) Une suite d'élastiques se voient en avant. Pour que ce bandage se prête aux différens états d'expansion ou de resserrement de la poitrine et du ventre, un écusson en argent, en vermeille ou en or, ayant la forme des parties génitales, et proportionné à leur volume, est placé au bas de la ceinture, et reçoit la verge et les bourses. La cavité de cet écusson a une

7

capacité double du volume des parties qu'il doit contenir. Le canal qui reçoit le pénis est également plus grand que l'organe lui-même ; il est incliné un peu de côté pour éviter une saillie sous la culotte. Ce canal peut, par sa capacité, se prêter aux différens états de la verge, son extrémité inférieure est perforée pour permettre l'issue de l'urine ; mais il doit être fixé invariablement et ne faire qu'une seule pièce avec l'écusson, car les moindres mouvemens que pourrait exécuter l'enfant, entretiendraient l'érétisme, et feraient manquer le but qu'on se propose d'atteindre. D'autres ouvertures sont pratiquées en divers points de cet écusson, pour permettre l'entrée à l'air, afin de favoriser l'évaporation de la transpiration, et de s'opposer à une plus grande chaleur, ou à de l'humidité sous cette machine.

Fait de la sorte, d'après des mesures prises sur le sujet, ce bandage ne doit ni comprimer les parties, ni gêner les mouvemens et les autres fonctions.

Les érections elles-mêmes peuvent avoir lieu ; mais n'étant plus excitées par des attouchemens manuels, elles sont de peu de durée, et deviennent de plus en plus rares; et c'est ainsi que le jeune sujet finit par perdre l'habitude de l'onanisme.

Le corset ou le bandage appliqués, comme nous les avons représentés sur nos planches, et fermés parderrière par un lacet, des courroies et des boucles, et de plus par de petits cadenats, afin que des domestiques gagnés ou des amis trop complaisans ne défassent pas le bandage, permettent à l'enfant une entière liberté de tous ses membres ; il peut s'habiller comme de coutume, sortir et se livrer à tous ses exercices ordinaires, uriner et aller à la selle, sans qu'il soit nécessaire de le défaire.

Dans le simple bandage, la ceinture maintient l'écusson dans sa partie haute, tandis que les sous-cuisses le garantissent de toute vacillation par sa partie basse. Je puis affirmer que sur un grand nombre de ces bandages, que j'ai construits et appliqués, je ne les ai jamais vus se déranger.—Une seule fois, un jeune homme de dix-huit ans, qui était dans une pension, à Versailles, et auquel j'appliquai mon bandage, eut la hardiesse de le briser pendant la nuit qui suivit l'application, tant ce jeune homme était tourmenté par ses desirs effrénés; mais, après une forte réprimande que son père lui fit en notre présence, il garda patiemment son bandage pendant quatre mois consécutifs, au bout duquel temps, sa santé précédemment très-altérée, se trouva rétablie, et son habitude vicieuse détruite. Je citerai encore, à l'appui de l'efficacité de mon bandage, l'observation d'un jeune homme de quatorze ans, fils d'un chef de division d'une grande administration, et dont M. le docteur *Marc*, homme dont le caractère est aussi estimable que le savoir est étendu et profond, dirigeait le traitement. Il avait contracté, dans sa pension, la funeste habitude de l'onanisme; et son goût pour l'étude, son application à ses devoirs étaient entièrement perdus. Il était tombé dans un grand état de faiblesse; ses doigts étaient à moitié fléchis, et il ne pouvait pas les ramener dans l'extension. Trois mois de l'usage de mon bandage et un bon régime que je lui fis suivre dans ma maison de santé à Chaillot, suffirent pour réparer le délâbrement de sa constitution, et pour détruire la cause qui l'avait jeté dans le triste état où nous l'avions trouvé.

Nous recommandons aux personnes qui voudront faire usage de notre bandage pour des enfans, d'avoir soin d'entretenir la propreté des parties sur lequel il est appliqué. C'est pourquoi il convient de ne pas le laisser en place plus de huit jours, sans faire prendre un bain de propreté à l'enfant, ou sans laver avec une éponge douce imbibée d'eau froide, dans laquelle on aura ajouté un peu d'eau-de-vie, les parties génitales et l'intérieur de l'écusson.

PLANCHE XII.e

Bandage contre l'Onanisme.

Fig. 1.re Elévation d'une partie du corset comprenant la ceinture, l'écusson et les sous-cuisses. Ce corset, vu de face, est tel qu'il doit être placé sur le sujet.

Fig. 2. Elévation latérale ou profil de la même partie du corset.

A. B. C. D. E. F. G.; A'. B.' C.' D.' E'. F'. G.' Deux parties en toile composant la ceinture qui est réunie par un élastique couvert de peau de chevreuil, et portant un écusson métallique.

A. A'., B. B'. Cet élastique, rétréci en B. B'., et réuni lui-même à l'écusson aux points B. B'.

H. I. K. L. M. N. O. P. Cet écusson R. K. L. Q. M. Partie de cet écusson recevant les parties génitales.

a. b. c. d. Petit rebord garni d'un

bourrelet en peau pour préserver la verge de tout frottement.

e. f. Petits trous disposés sur plusieurs cercles, pour entretenir la circulation de l'air.

g. h., etc. Autres petits trous pour fixer l'écusson au corset.

i. k. l., etc.; i'. k'. l'., etc. Œillets pratiqués dans les deux parties postérieures de la ceinture pour les réunir.

S. T. U. V. X. Y. Large courroie et boucle réunissant les deux parties composant la ceinture, en permettant de la serrer graduellement.

Z. Cadenas postérieur de sûreté.

H'. I'. K'., H''. I''. K''. Les deux sous-cuisses partant de l'écusson et réunis à la ceinture par les boucles L'. L''. fixées elles-mêmes à cette ceinture, et de plus par les deux cadenas de sûreté M'. M''.

Planche XIII.e

Réunion des parties qui composent le corset, y compris le demi-caleçon placé sur le sujet.

a. b. c. d. e. Ceinture et écusson *f. g. h.*, partie élastique du corset.

FIN.

IMPRIMERIE DE MIGNERET, RUE DU DRAGON, F. S.-G., N.o 20.

Bandage Inguinal simple. Pl. I.

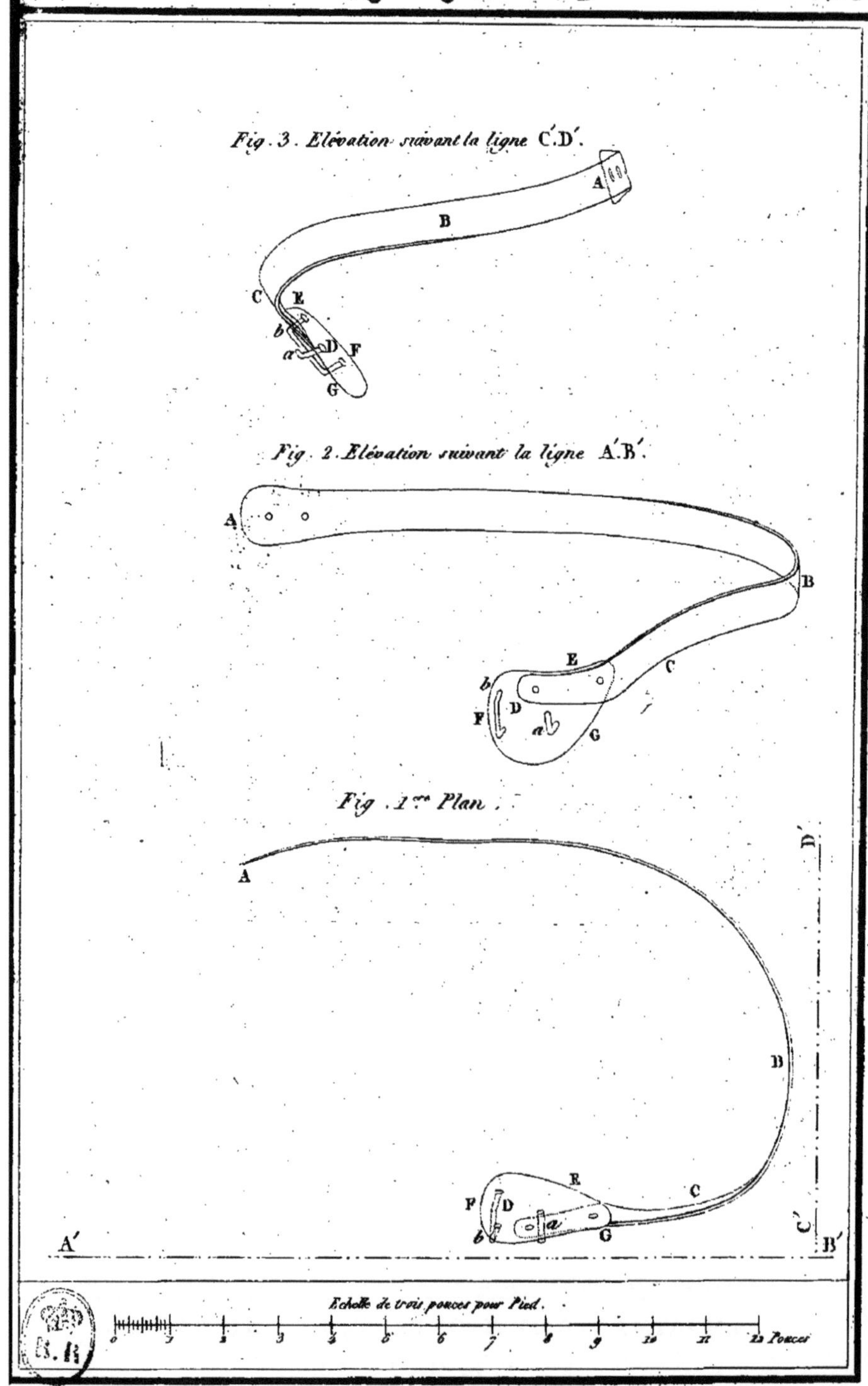

Dessiné par Gérard. Gravé par Adam.

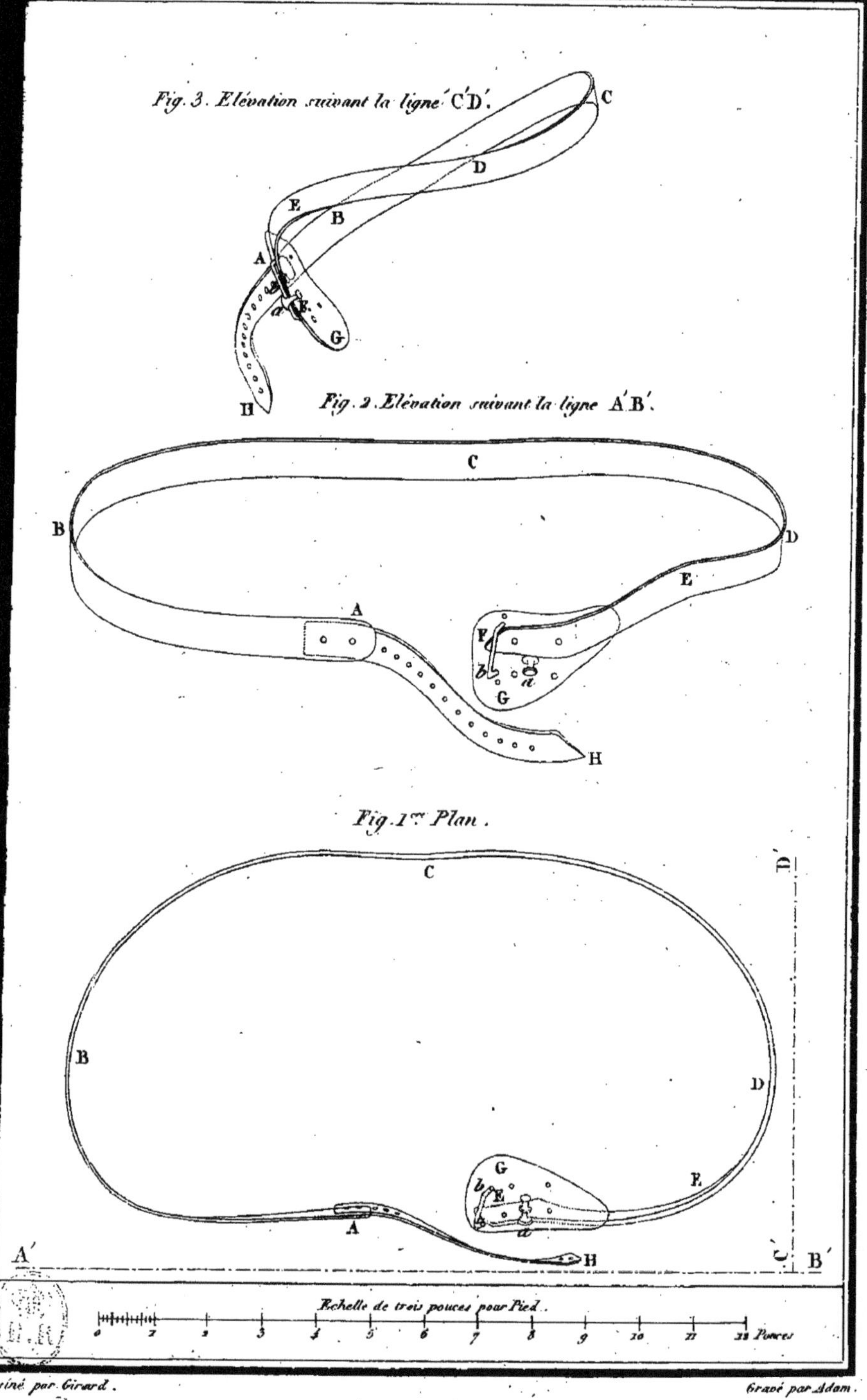

Dessiné par Girard. Gravé par Adam.

Bandage demi-corps ou brisé.

Fig. 3. Élévation suivant la ligne C″D″.

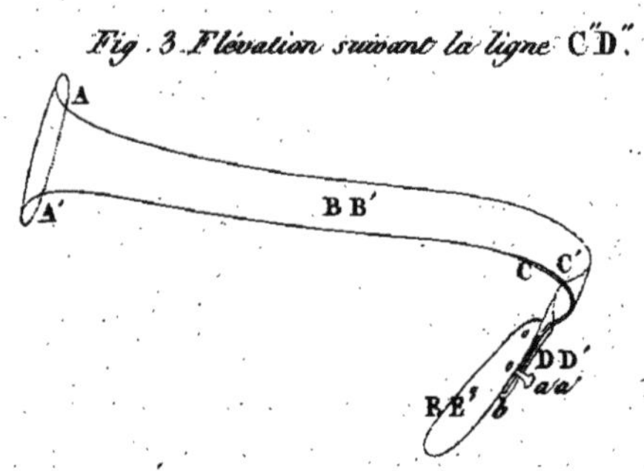

Fig. 2. Élévation suivant la ligne A″B″.

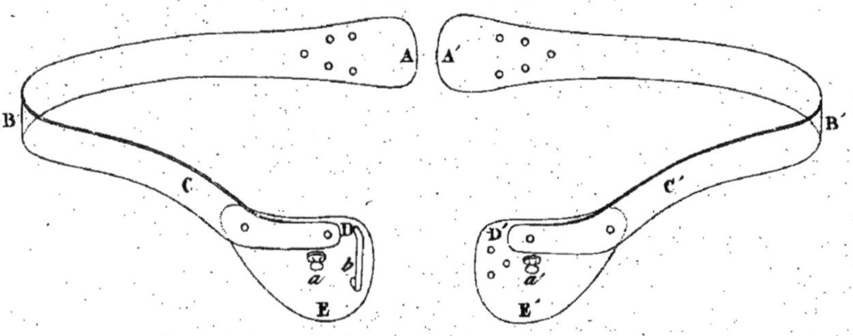

Fig. 1.ère Plan.

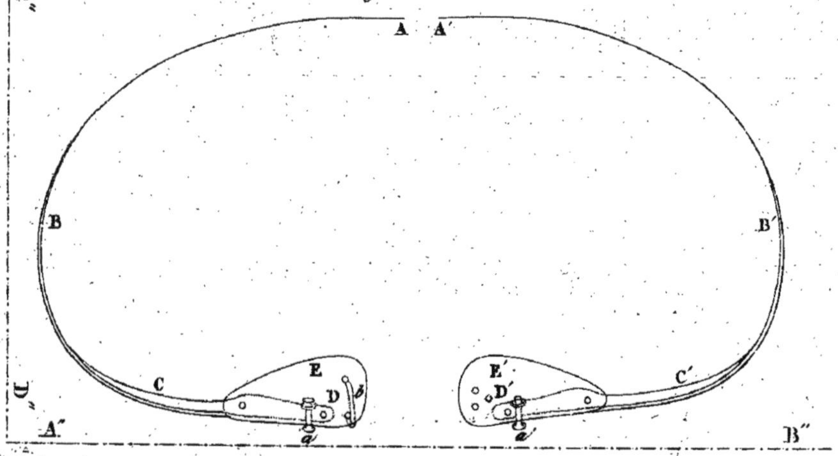

Echelle d'un pouce pour Pied.

0 1 2 3 4 5 6 7 8 9 10 11 12 Pouces.

…ssiné par Girard. *Gravé par Adam.*

Bandage Rénixigrade ou à force graduée. Pl. IV.

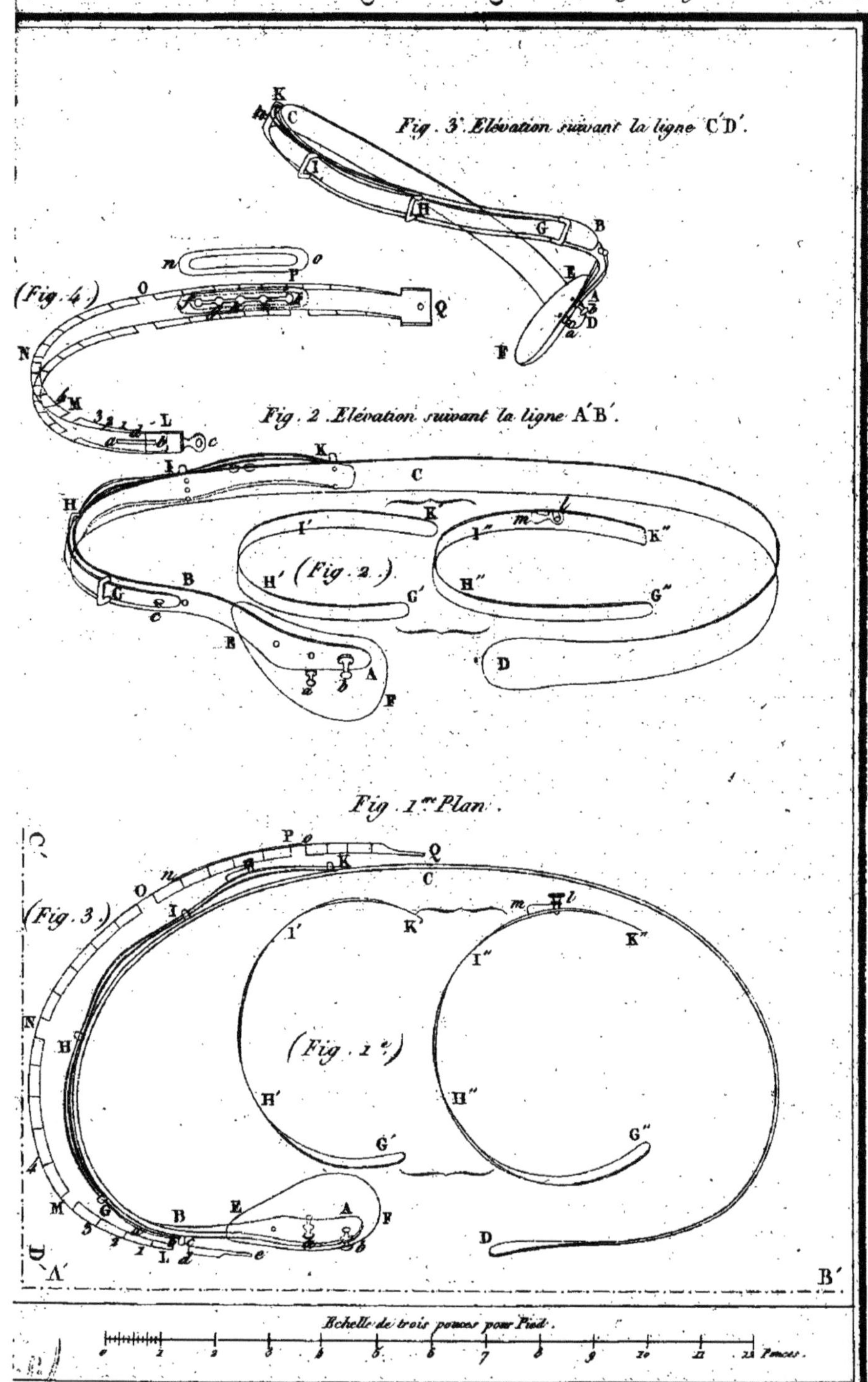

...ssiné par Girard. Gravé par Adam.

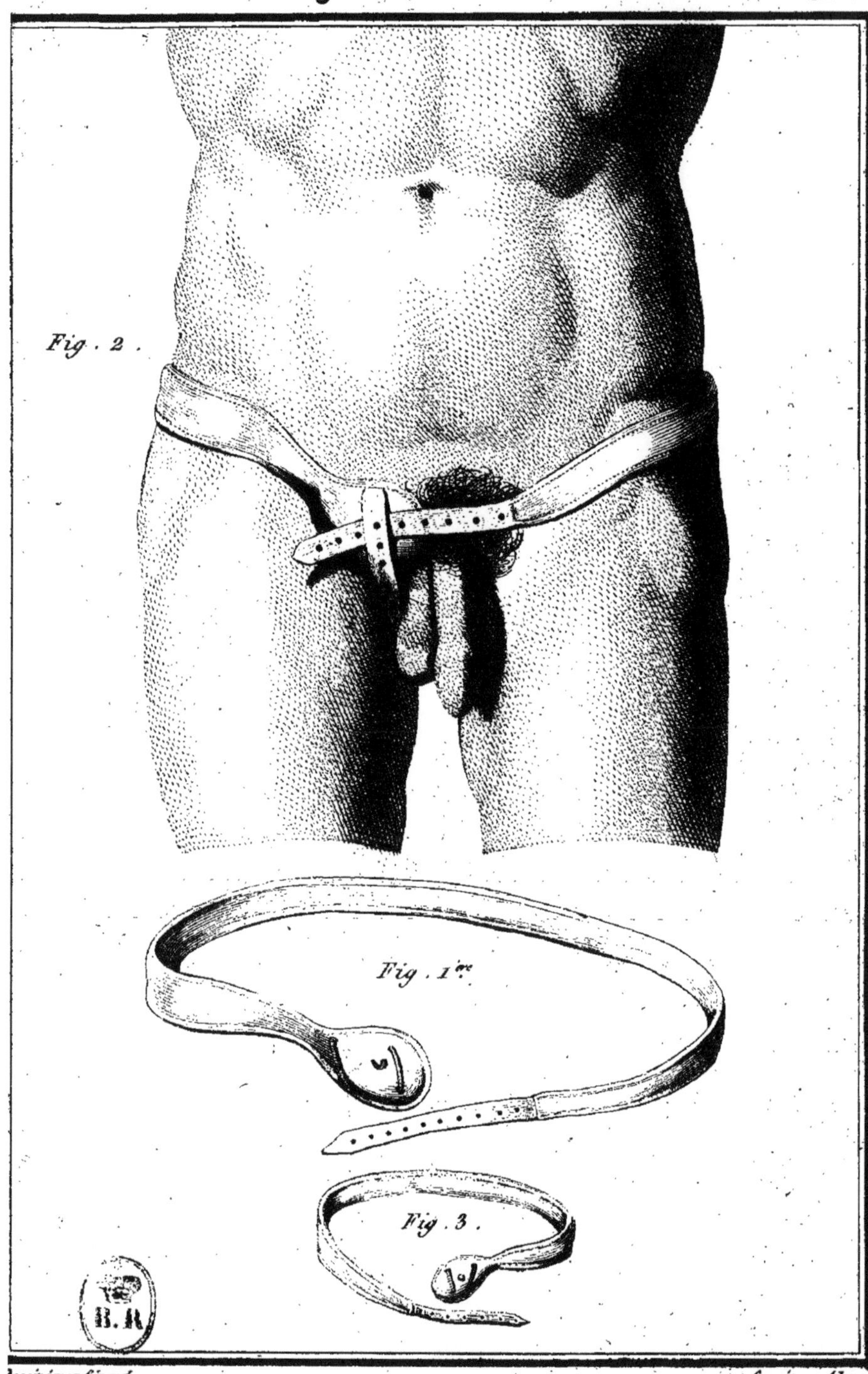

Dessiné par Girard. Gravé par Adam.

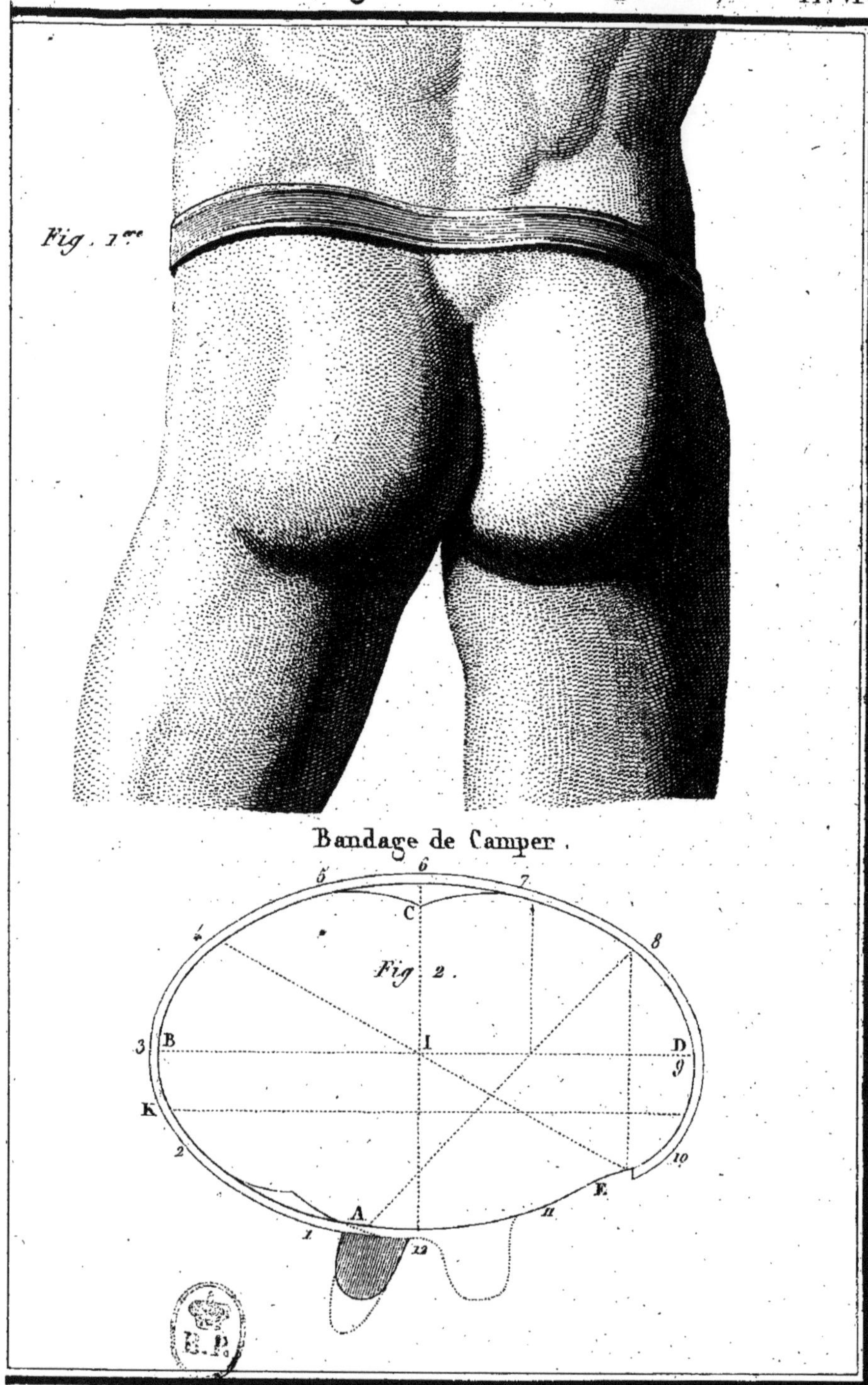

Dessiné par Girard. Gravé par Adam.

Bandage demi-corps placé sur le Sujet. Pl. VII.

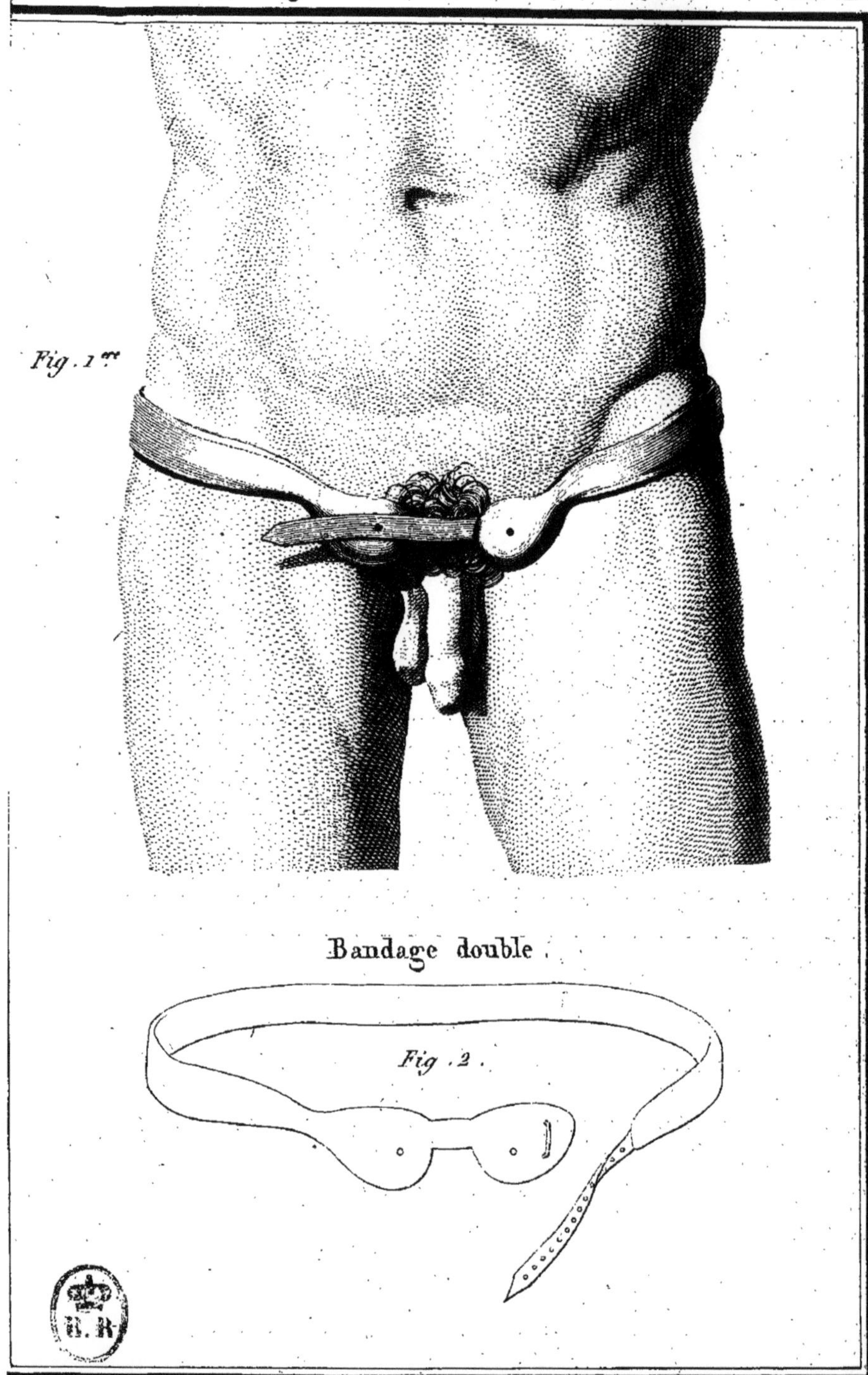

Dessiné par Girard. Gravé par Adam.

Bandage Crural, côté droit, à nu, et placé sur le Sujet. Pl. VIII.

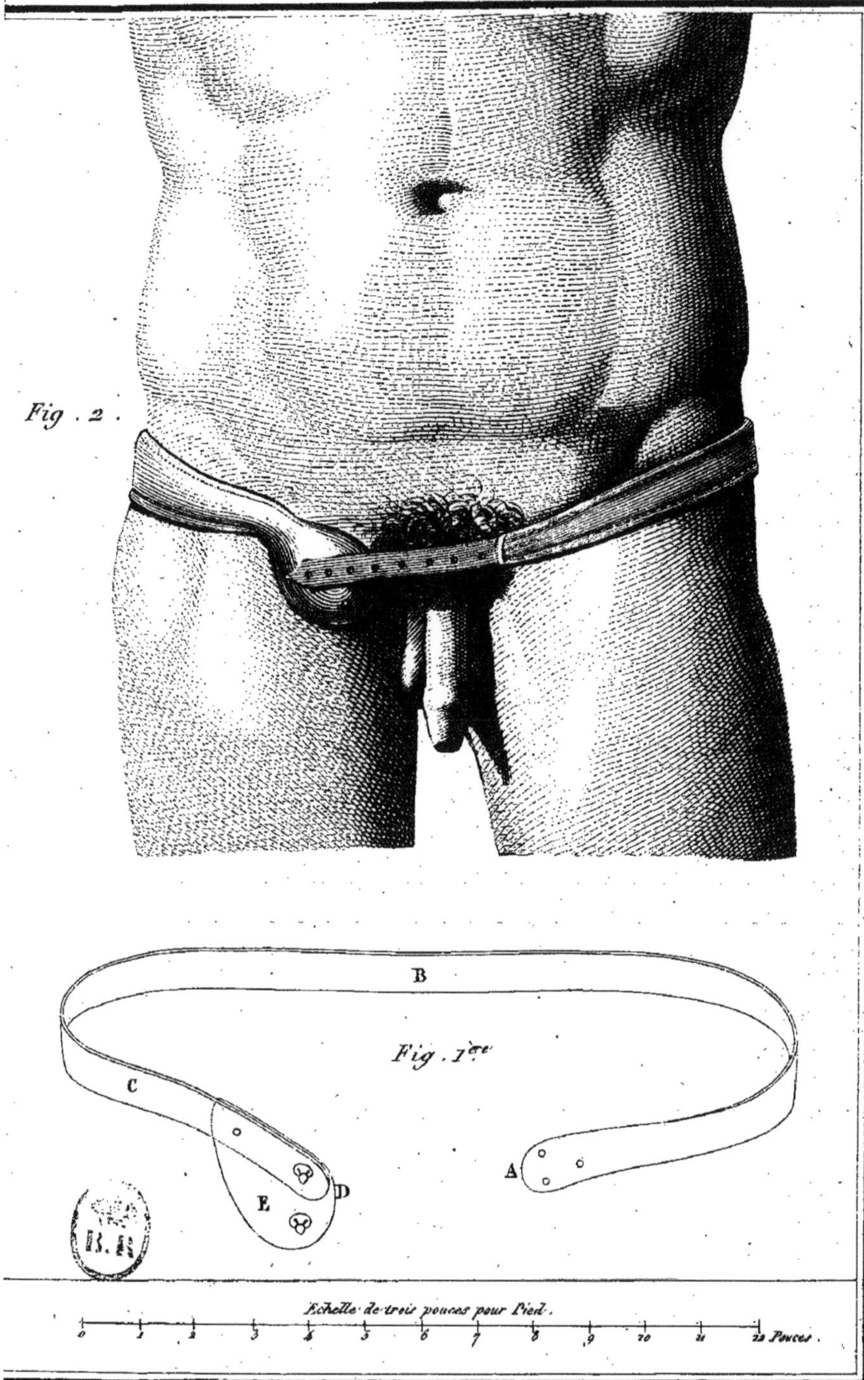

…iné par Girard. Gravé par Adam.

Bandage Omblical, circulaire.

Pl. IX.

Fig. 3. Elévation suivant la ligne C′D′.

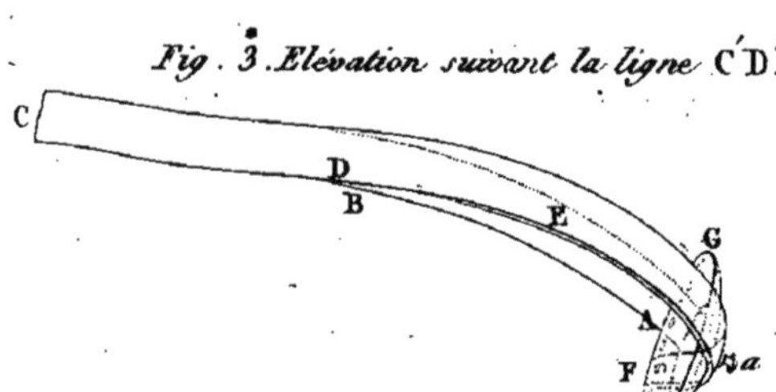

Fig. 2. Elévation suivant la ligne A′B′.

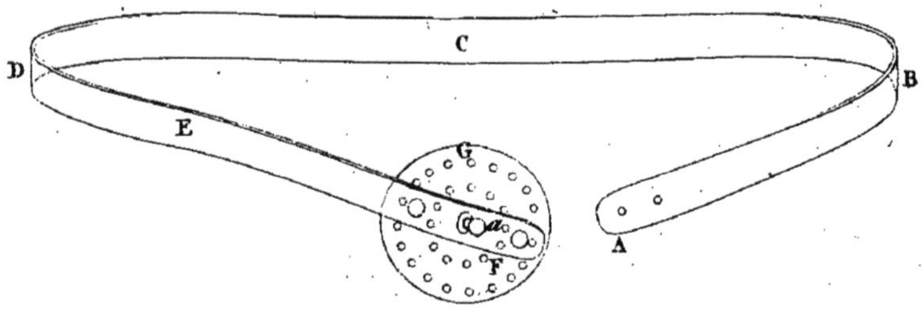

Fig. 1.re Plan.

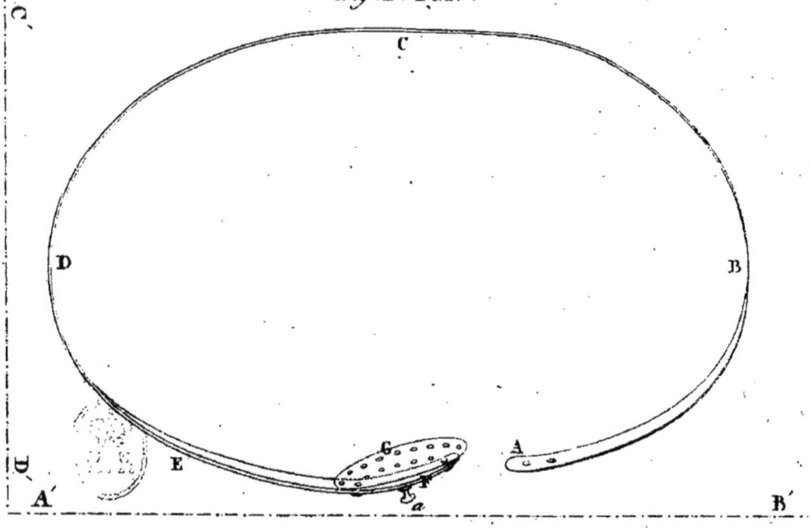

Echelle d'un pouce pour Pied.

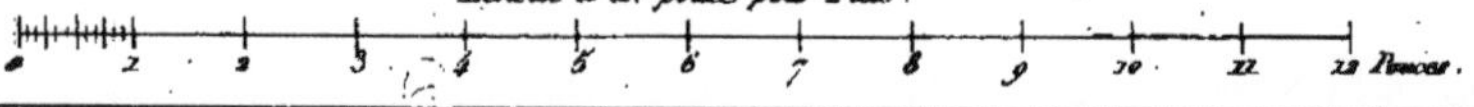

0 2 3 4 5 6 7 8 9 10 11 12 Pouces.

...ssiné par Girard. *Gravé par Adam.*

Bandage Ombilical circulaire, placé sur le Sujet. Pl. X.

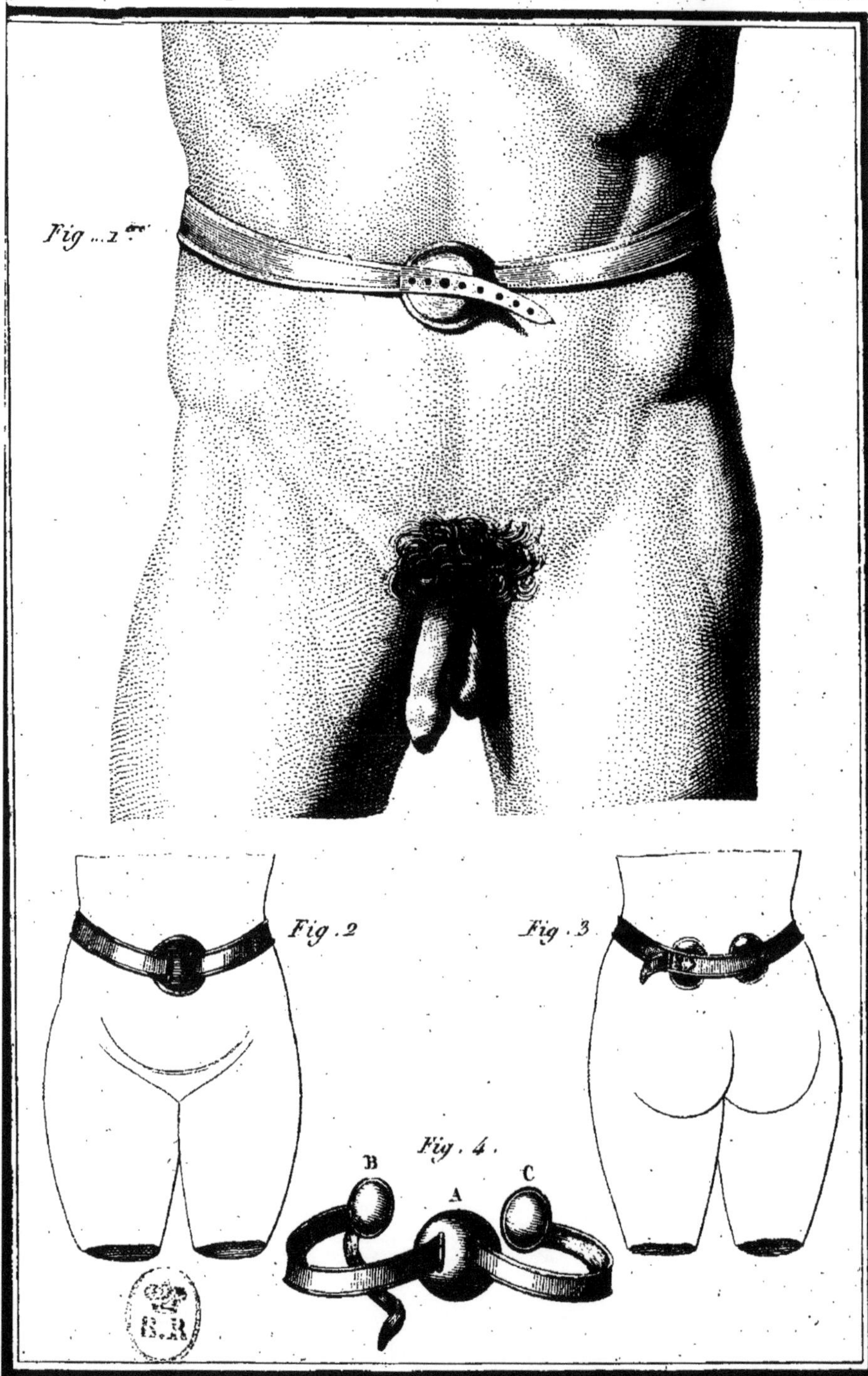

Dessiné par Girard. Gravé par Adam.

Suspensoir à poche élastique . Pl. XI .

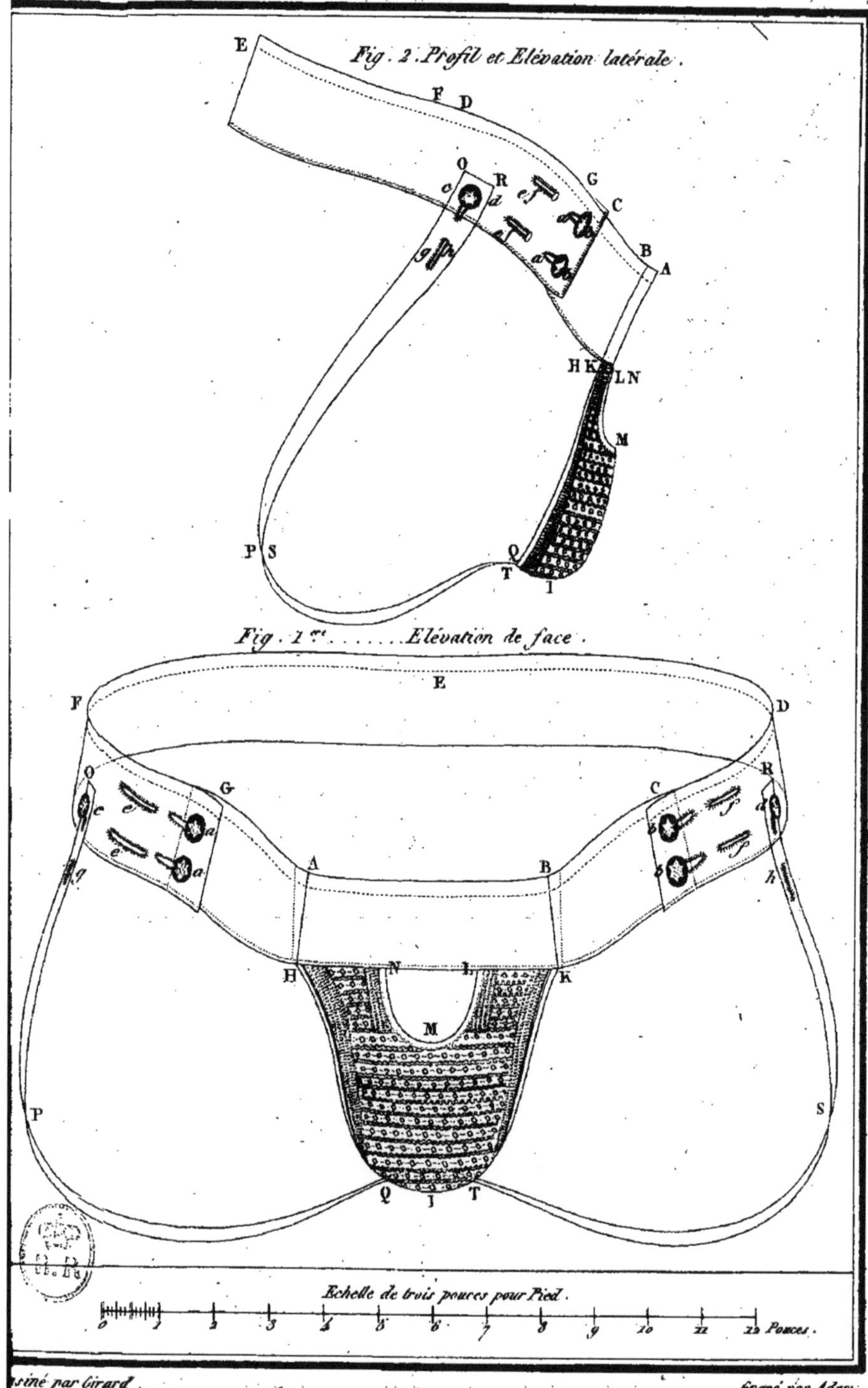

[Des]siné par Girard . Gravé par Adam .

Bandage contre l'Onanisme

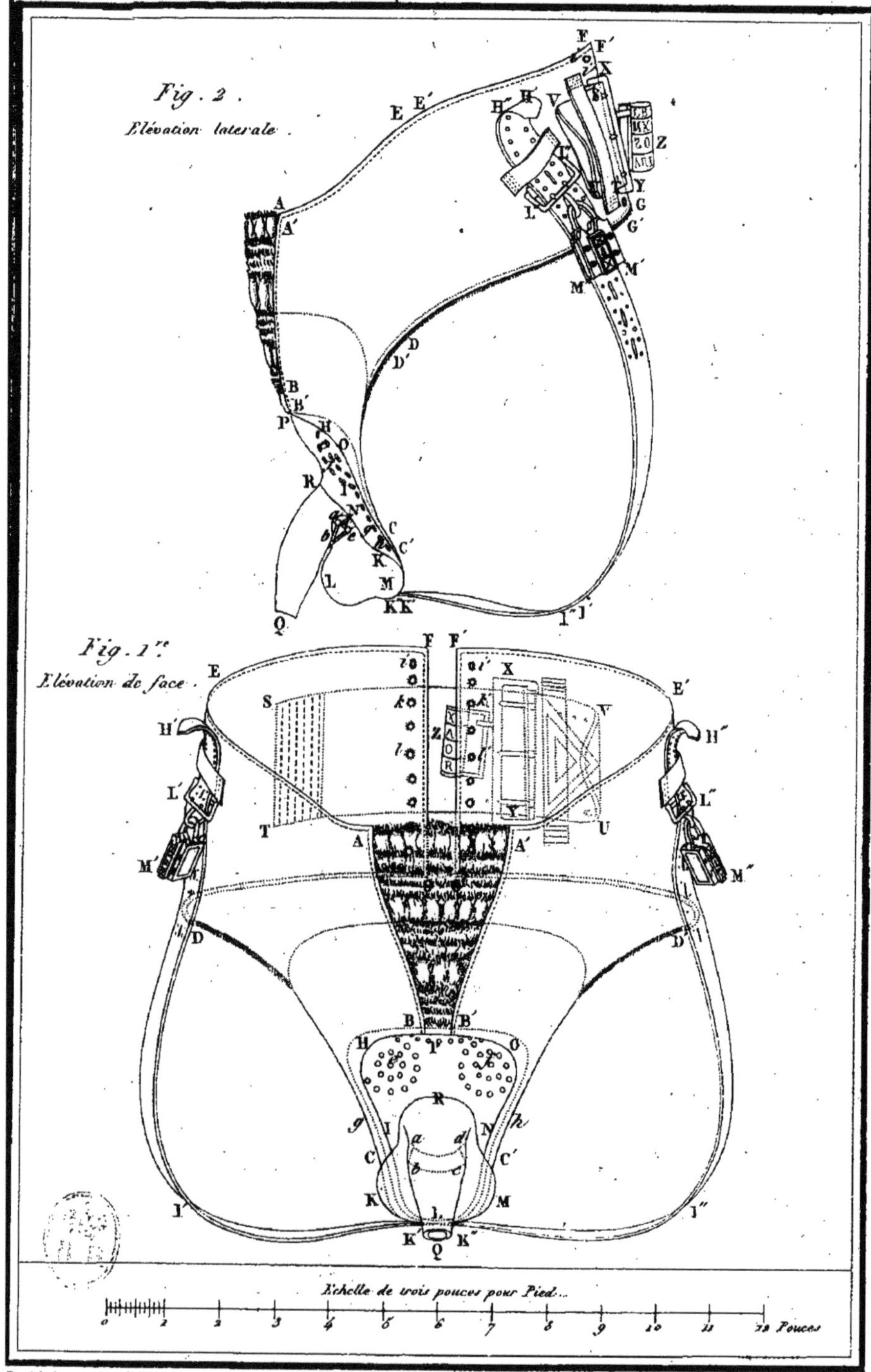

Dessiné par Girard. Gravé par Adam.

Corset contre l'Onanisme placé sur le Sujet. Pl. XIII.

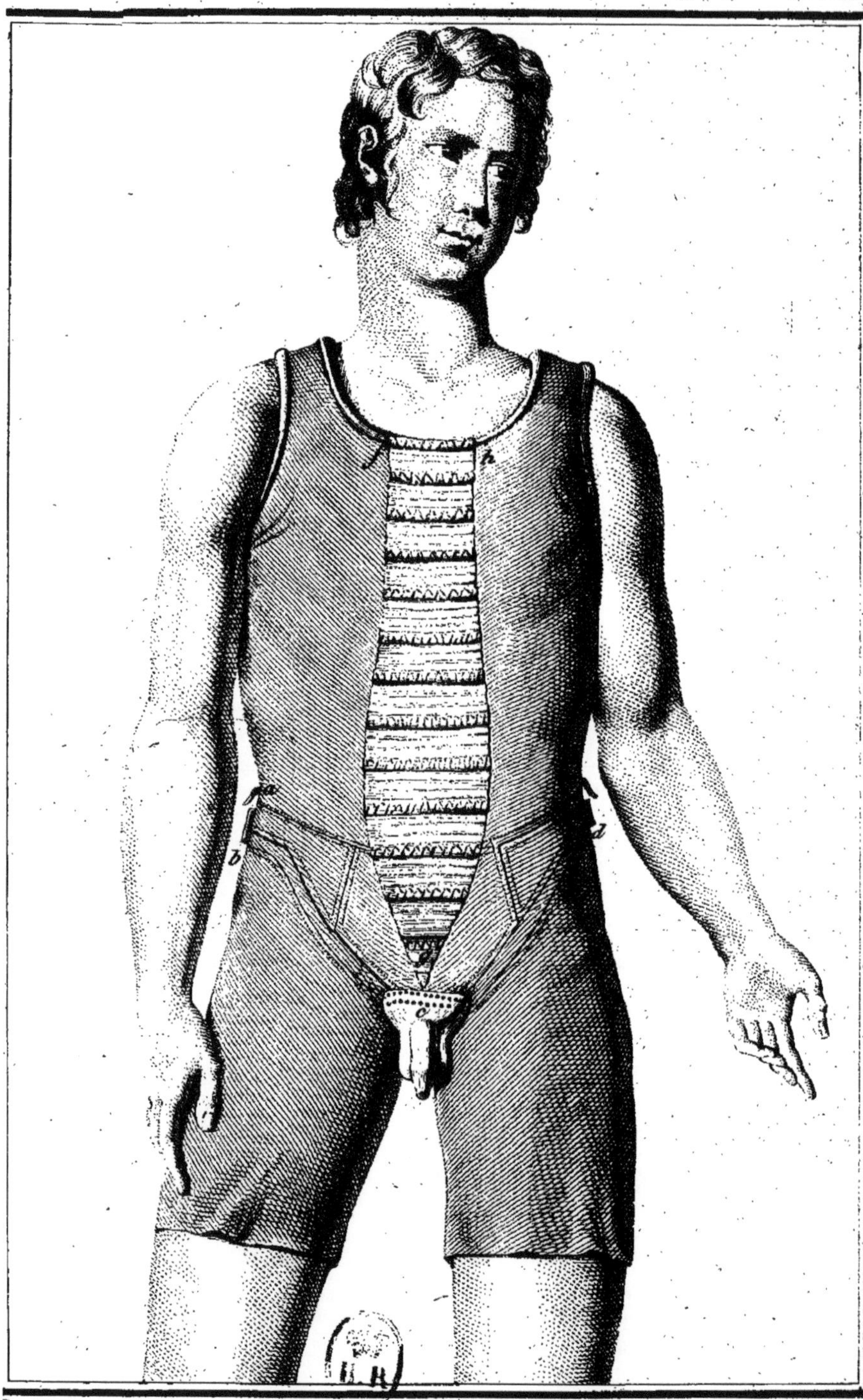

Dessiné par Girard. Gravé par Adam.

Bandages Ombilicaux Anglais. PL. XIV.

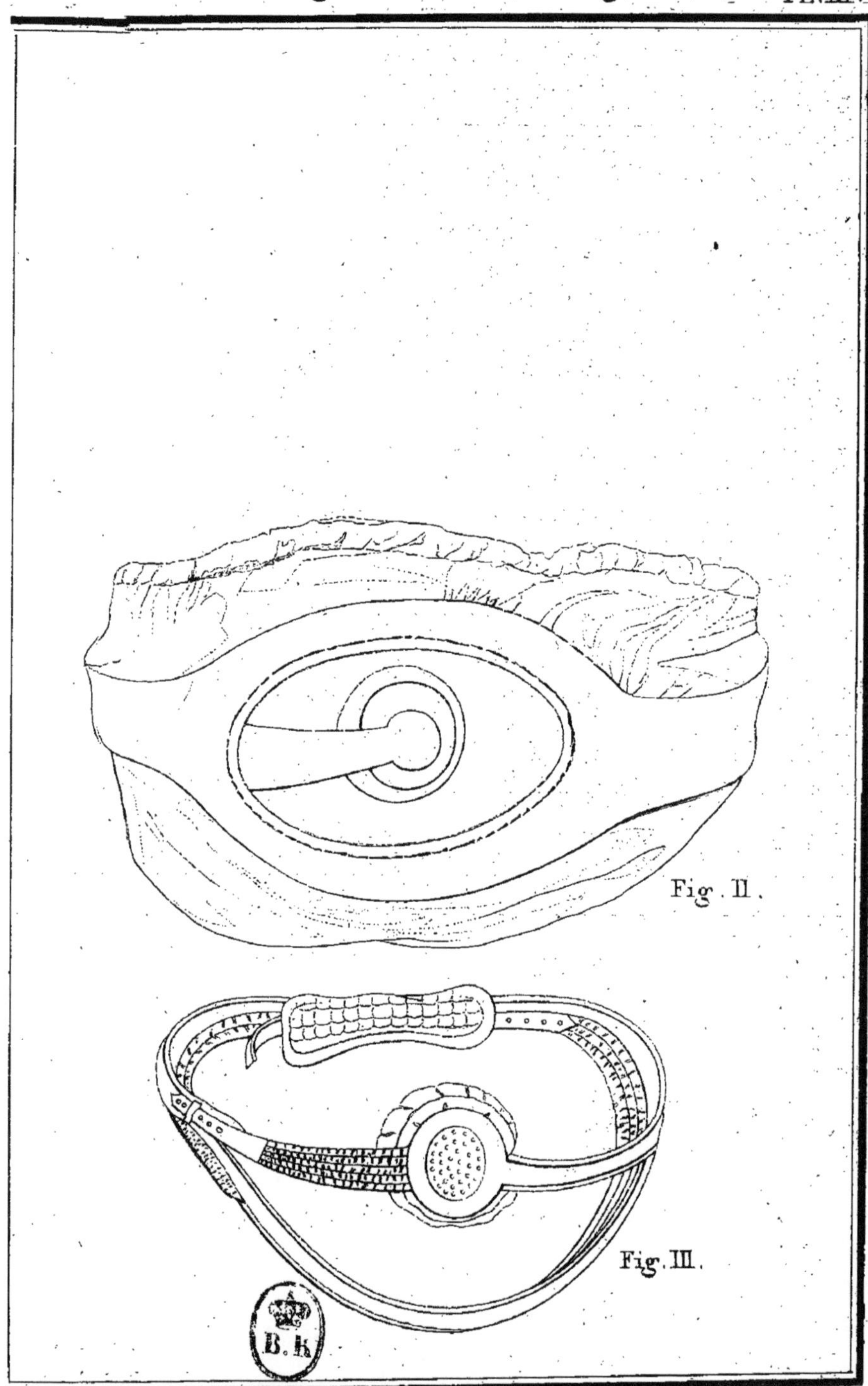

www.ingramcontent.com/pod-product-compliance
Ingram Content Group UK Ltd.
Pitfield, Milton Keynes, MK11 3LW, UK
UKHW020226220726
13923UKWH00002B/536

9 782019 27463